DAS MAMA-GLEICHGEWICHT

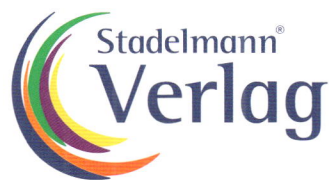

DAS MAMA-GLEICHGEWICHT

Stephanie Doms

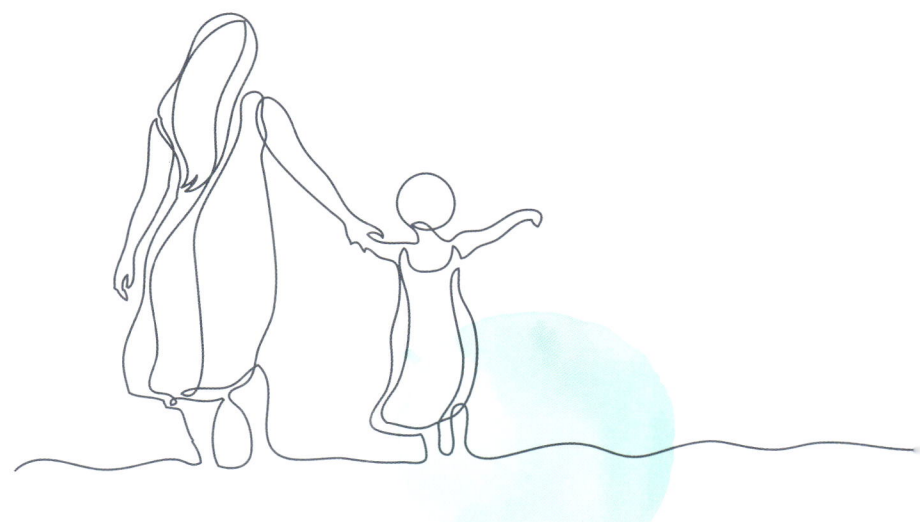

1. Auflage 2020
ISBN 978-3-943793-85-7
© 2020 Stadelmann Verlag
Nesso 8, 87487 Wiggensbach
www.stadelmann-verlag.de
E-Mail: bestellung@stadelmann-verlag.de

Lektorat: Johanna Bauer, Raubling
Umschlaggestaltung: Guter Punkt, München
Innengestaltung / Satz: Studio Somo, Ofterschwang
Umschlagmotive / Fotografie: Renate Schrattenecker-Fischer Fotografie, Ried im Innkreis
Illustrationen und Stock-Fotografie: Alena Che / Shutterstock.com, ami mataraj / Shutterstock.com,
Anastasia Lembrik / Shutterstock.com, Askhat Gilyakhov / Shutterstock.com, Back one line /
Shutterstock.com, Bro Studio / Shutterstock.com, Burunduk's / Shutterstock.com,
Denys Koltovskyi / Shutterstock.com, eakglory / Shutterstock.com, foxie / Shutterstock.com,
Irina Bogomolova / Shutterstock.com, Irtsya / Shutterstock.com, JoyStudio / Shutterstock.com,
Julia Kutsaeva / Shutterstock.com, Katynn / Shutterstock.com, Larisa Rusina / Shutterstock.com,
Lilith.E / Shutterstock.com, LivDeco / Shutterstock.com, Mikhail Gnatuyk / Shutterstock.com,
milezaway / Shutterstock.com, nasharaga / Shutterstock.com, Nikiparonak / Shutterstock.com,
NikVector / Shutterstock.com, ntkris / Shutterstock.com, one line man / Shutterstock.com,
Retany / Shutterstock.com, RODINA OLENA / Shutterstock.com, Sequzi / Shutterstock.com,
Simple Line / Shutterstock.com, Singleline / Shutterstock.com, StocKNick / Shutterstock.com,
tetiana_u / Shutterstock.com, Valenty / Shutterstock.com, Vlad Klok / Shutterstock.com, Yucel OZEL /
Shutterstock.com, YuliiaOsadcha / Shutterstock.com, Zaie / Shutterstock.com, ZUBKOVA IULIIA /
Shutterstock.com

Ihnen gefällt dieses Buch?
Folgen Sie uns auf Facebook @StadelmannVerlag oder Instagram #stadelmannnaturverlag.

Für meine Mama und meine Kinder.
Danke.

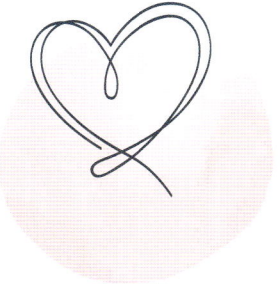

HINWEIS ZU DEN MEDITATIONEN UND VISUALISIERUNGSÜBUNGEN: Hilfreiche Audio-Anleitungen zu den Übungen kannst du mit deinem Code (*SunshineMama*) kostenlos downloaden unter *www.sunshine-yoga.at*.

HINWEIS ZU DEN KÖRPERÜBUNGEN: Yoga ist sehr sanft zum Körper; jedoch bringt jeder Körper eine andere Vorgeschichte mit. Solltest du dir bei der einen oder anderen Übung unsicher sein, ob diese für dich geeignet ist, sprich mit deiner Ärztin oder deinem Arzt über mögliche Kontraindikationen.

Die Übungen in diesem Buch sind von der Autorin mehrfach durchgeführt und geprüft, die Anleitungen dazu nach bestem Wissen und Gewissen formuliert worden. Jede Benutzerin des Buches muss selbst entscheiden, ob sie die vorgeschlagenen Übungen in der gegebenen Form durchführen will. Die in diesem Buch gemachten Vorschläge und Anleitungen ersetzen in keinem Fall eine professionelle ärztliche Beratung und Behandlung. Weder Autorin noch Verlag können irgendeine Art der Verantwortung übernehmen für Verletzungen, die durch in diesem Buch vorgeschlagene Übungen entstehen könnten.

INHALT

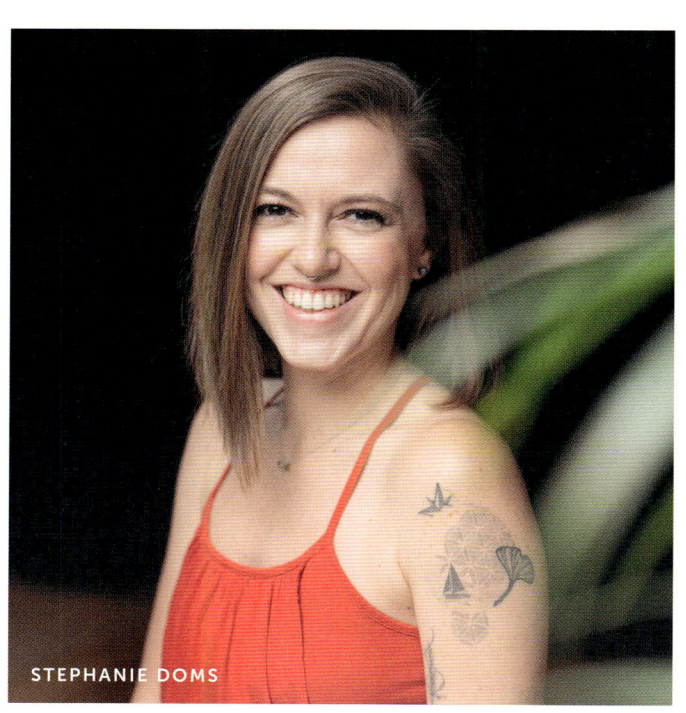

STEPHANIE DOMS

VORWORT

*„Ich erlaube dem Leben,
sich zu entfalten."*

Als ich vor etwas mehr als fünf Jahren das erste Mal Mutter wurde, hat das mein Leben gehörig auf den Kopf gestellt. Ich habe lange gebraucht, um mich an die zahlreichen Veränderungen zu gewöhnen, die mit einem Kind und der neuen, zusätzlichen Rolle als Mama einhergehen. In dieser Zeit hatte ich oft das Gefühl, nicht mehr ich selbst zu sein. Ich fühlte mich abgeschnitten von dem, was hinter mir lag und von dem ich lange geglaubt hatte, es mache *mich* aus. Gleichzeitig war ich überfordert von dem, was im Hier und Jetzt Sache war, und unfähig, eine Perspektive für das zu finden, was vor mir lag. Je stärker diese Empfindungen wurden, umso schwieriger wurde es, mich für Neues zu öffnen. Es dauerte, bis ich all das annehmen konnte, was sich an Veränderungen längst unvermeidlich und unwiderruflich eingestellt hatte.

Mein Umfeld, allen voran mein Mann, reagierte mit großer Geduld. Eine Geduld, die ich für mich selber lange nicht aufbringen konnte. Was mir geholfen hat, mich und meine Situation anzunehmen, war – wie schon so oft in meinem Leben – Yoga. Yoga half mir, nach der Schwangerschaft und Geburt allmählich in ein neues Gleichgewicht zu finden. Mit Yoga entwickelte ich ein feines Gespür dafür, was mir in dieser Zeit guttat, und ich spürte immer deutlicher, dass meine Gedanken zur Ruhe kamen und sich aufhellten. So fiel es mir auch bald leichter, klarer für mich und andere zu formulieren, was ich brauchte, um mich ganzheitlich gesund und zufrieden zu fühlen.

In dieser Zeit, als ich langsam zu meiner Rolle als Mutter fand, kristallisierte sich in meinem Inneren ein Satz heraus, der mich seither wie ein Mantra begleitet: „Ich bin eins mit allem – ich bin alles, was ist." Genau das war es, was mir als Mama anfangs gefehlt hatte: Die wohlwollende Verbundenheit mit mir, die Voraussetzung ist, um eine liebevolle Beziehung zum Außen und damit auch zu meinem Kind herzustellen. Eins sein mit mir, um eins sein zu können mit den Menschen, für die ich aus tiefstem Herzen da sein möchte.

Es folgten Monate mit vielen Höhen und Tiefen, die sich langsam ausglichen und nach und nach einem entspannten Alltag Platz machten. Bis sich schließlich der Wunsch einstellte, nochmals Mutter zu werden. Eine Fehlgeburt in einem frühen Schwangerschaftsstadium brachte eine nächste Herausforderung auf allen Ebenen. Doch ich war vorbereitet. Denn auch wenn es eine völlig neue Situation war, so konnte ich doch auf dem aufbauen, was ich aus der Zeit kurz nach der Geburt meines ersten Kindes gelernt hatte: Dass es Zeit und Ruhe braucht, um ins Gleichgewicht zurückzufinden. Und dass eine klare Intention und ein bewusst gewählter Fokus (beispielsweise auf ein Mantra, eine Visualisierung oder ein Bild der Wunschsituation) das Denken und damit das Fühlen und den Körper positiv beeinflussen können. Ohne es zu wissen und ohne, dass ich es damals so bezeichnet hätte, hatte ich Mentaltraining für mich entdeckt. Damit veränderte sich auch meine Yoga-Praxis vom überwiegend Körperlichen hin zu etwas sehr viel Ganzheitlicherem.

Diesem Umstand ist es zu verdanken, dass ich mich rasch erholte und mich auf allen Ebenen auf eine neue, „erfolgreiche" Schwangerschaft einstellen durfte. Schon während dieser Schwangerschaft ergab sich für mich ein zweites wichtiges Mantra: „Ich erlaube dem Leben, sich zu entfalten." Das Leben hat abermals in Form eines Kindes angeklopft und ich habe es hereingelassen. Und plötzlich begann eine unglaubliche Entfaltung – natürlich, einfach, glückbringend, magisch. Genauso gestalteten sich dann auch die Schwangerschaft, die Geburt und die intensive Zeit

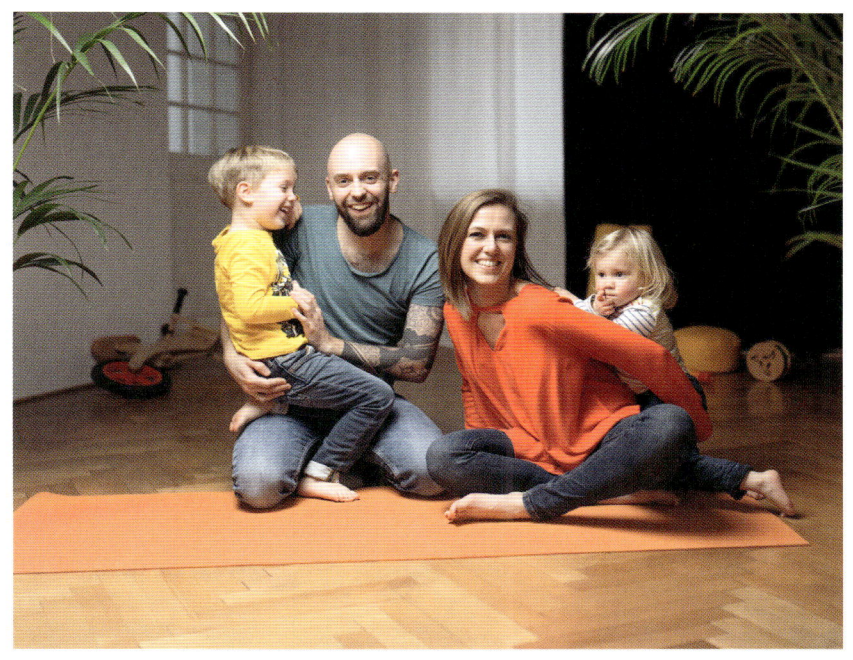

Mit den neuen Herausforderungen
ändere auch ich mich – als Mama,
Partnerin, Frau.

kurz nach der Geburt meines zweiten Kindes. Die Entdeckung der Philosophie des Tantra hat diese Lebenseinstellung schließlich verfeinert: Was immer kommen möchte, darf kommen. Ich lasse mich auf Licht ebenso ein wie auf Schatten, mit Neugier, Offenheit und in Verbundenheit mit mir und allem, was ist.

Angekommen fühle ich mich in meiner Mutterrolle dennoch nur bedingt. Ich liebe diese Aufgabe mittlerweile von ganzem Herzen. Aber aus Babys werden Kinder, und die Herausforderungen verändern sich mit jedem neuen Entwicklungsschritt, den die Kleinen machen – und damit auch ich als Mama, als Partnerin, als Frau, als Mensch. Immer noch schwanke ich oft zwischen den unterschiedlichen Facetten des Mutter-Seins, zwischen Liebender und Kriegerin: Zwischen der, die liebevoll umarmt und gelassen annimmt, was ist – und der, die sich für etwas anderes als das Vorherrschende einsetzt, die für Veränderung kämpft und aktiv Neues gestalten möchte.

Trotzdem hat sich eines entscheidend verändert: Ich fühle mich bereit, dem Achterbahn-Leben als Mama offen, bewusst und zuversichtlich zu begegnen. Die Nächte sind kurz und die Tage turbulent? Durchbrechende Zähne sorgen für Tränen? Trotzphasen verdunkeln wie Gewitterwolken den Himmel? Kinder, Job, Partnerschaft und meine eigenen Interessen passen kaum unter einen Hut? Tantra, Yoga und Mentaltraining lehren mich Achtsamkeit und unterstützen mich dabei, mich auf den Alltag einzulassen – egal, was er bringt.

Was mich selbst bereichert, inspiriert und in meine Kraft bringt, möchte ich auch anderen Müttern weitergeben. In meinen Yoga-Kursen und Workshops rund um Schwangerschaft, Rückbildung und Hormonhaushalt sowie in meinen Einzelcoachings und Workshops zum Thema Mentaltraining mache ich das schon seit vielen Jahren. Mit diesem Buch möchte ich noch mehr Mütter dabei begleiten, körperlich, mental und emotional ins Gleichgewicht zu kommen. Persönliche Erlebnisse und Erfahrungen von Müttern, die ich unterstützen durfte, gehen dabei

Hand in Hand mit Erkenntnissen und Techniken aus Tantra, Yoga und Mentaltraining. Viele Ratgeber-Bücher konzentrieren sich nur auf die kurze Zeit der Schwangerschaft und Geburt. Hier geht um die sehr viel längere Zeit danach: um den Alltag als Mama kleiner Kinder. Das Buch liefert eine Auswahl an praktischen Tipps und einfach umzusetzenden Übungen, die ich selbst von ganzem Herzen empfehlen kann.

In diesem Sinne wünsche ich viele eigene, beglückende Aha-Momente. Auch wenn jede von uns als Mama ein einzigartiges Individuum ist, so bin ich doch überzeugt, dass etwas uns alle eint: der Wunsch nach tief empfundener Lebensfreude, die sich durch unser Denken, Fühlen und Handeln auch im Zusammenleben mit anderen Menschen ausdrücken möchte. Um es mit Yogi Bhajan zu sagen: „Happiness is your Birthright."

In tiefer Verbundenheit

Stephanie Doms

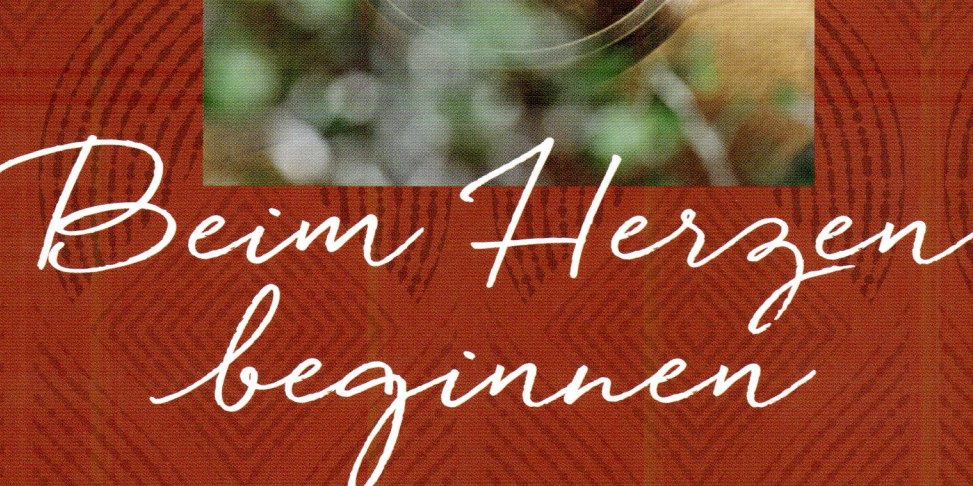

KAPITEL 1

Beim Herzen beginnen

ÜBER TANTRA, YOGA UND MENTALTRAINING

DER SCHATZ DES ALLUMFASSENDEN ANNEHMENS: TANTRA

Als Yoga-Lehrerin unterrichte ich seit Jahren nicht nur in der Meditation das bewusste Beobachten und wertfreie Annehmen von allem, was im jeweiligen Moment da ist. Diese natürliche, unerschütterliche Gelassenheit, die allen Umständen trotzt, war der Grund, warum ich mich mit gut 15 Jahren in Yoga verliebt hatte. (Ja, in dem Alter verliebt man sich leicht, aber bei Yoga war es ausnahmsweise etwas Besonderes, Dauerhaftes.) Ein Teil von mir hatte schnell begriffen, dass diese Einstellung von großer Bedeutung für ein entspanntes Dasein ist – sich nicht hin und her reißen zu lassen, sondern dort zu bleiben, wo wahre Stärke und Ruhe liegen: in der Mitte.

Doch ganz ehrlich: Wirklich klick gemacht hat es erst sehr viel später. Ich erinnere mich noch gut an das tiefgreifende Aha-Erlebnis, das meinen Blick auf alles veränderte. Was mich vorher nur an der Oberfläche berührt hatte, gewann an Tiefe. Als würde aus einer bloßen Schwärmerei – zack! – wahre Liebe. Das schüttelte zuerst einiges in meinem Leben durcheinander, sorgte jedoch schlussendlich für eine neue mentale und emotionale Ordnung. Es passierte in einem Moment, in dem ich – wie schon so oft zuvor – mit mir selber haderte, weil ich nicht so handelte, wie es „der Norm" entsprach. Auf der einen Seite stand ich mit meinen Wünschen, Bedürfnissen und tiefsten Überzeugungen – auf der anderen Seite externe Konventionen, Richtlinien, Regeln, die mein Kopf irgendwann einmal für absolut gültig erklärt hatte. Nach dem Motto: „Das passt so nicht. *Du* passt so nicht. So macht man das einfach nicht. Punkt. Aus." In diesem vertrauten Moment des Haderns mit meinen Glaubenssätzen geschah es: „Ich fürchte, ich bin kein guter Mensch", sagte ich damals. Und da plötzlich widersprach etwas ganz laut: „Ob gut oder schlecht: In erster Linie bin ich Mensch." Ich weiß nicht, woher dieser Satz kam. Aber diese Stimme, die ich hörte, drängte aus meiner Brust nach draußen und klang unverkennbar nach mir. Ich spürte ohne Zweifel: Hier, in dieser Erkenntnis, liegt die Mitte. Diese blitzartige Integration von Gut und Schlecht, von Licht und Schatten, war der Schlüssel. Ich hatte ihn schon lange in der Hand, aber jetzt erst traf er ins Schlüsselloch. Hinter der Tür, die sich mit einem Mal öffnete, lag ein großer Schatz: Tantra. Inspirierende Menschen, Bücher, Filme traten mit einem Mal in mein Leben. Ganz alltägliche Begebenheiten blühten zu ungeheurer Intensität auf. Alles das entfaltete ein Wissen, das mir zuverlässige Unterstützung anbot. Ein „Big Bang" mitten im Alltag.

Eines vorweg: Es war kein Erlebnis, das mich augenblicklich zur Erleuchteten à la Buddha gemacht hätte. Wäre schön gewesen. Vermutlich könnte ich mich dann zu den entspanntesten Müttern der Geschichte zählen und müsste beispielsweise keine Ratgeber mehr lesen, wie man seine Kinder ohne Schimpfen erzieht. Stattdessen sind da immer noch Licht- und Schattenseiten, verschiedene Facetten und Pole. Ich bin immer noch ungeduldig, hochgradig emotional und manchmal jähzornig. Aber eines hat sich doch entscheidend verändert: Ich stehe selbst in explosiven Situationen in der Mitte von allem und beobachte das Pendel, das manchmal wild zur einen oder anderen Seite ausschlägt – ohne, dass es mich innerlich zerreißt. Wenn ich mit meinem Sohn schimpfe, weil er trödelt, oder wenn ich zappelig werde, weil meine Tochter nach einer Stunde nächtlicher Fläschchenparty immer noch keine Anstalten macht weiterzuschlafen, dann kommentiert etwas in mir gelassen: „Ah, das ist Ungeduld. Und das da, das kennen wir schon: Das ist die Wut. Ach, interessant, und was haben wir denn da? Überforderung? Spannend!"

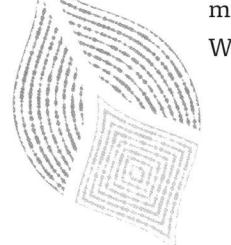
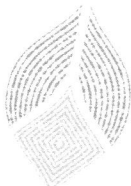

Genau das ist Tantra: ein Erwachen zu lebendigem, neugierigem, wertschätzendem Da-Sein. Es ist bewusstes Erleben und wertfreies Annehmen aller Umstände mit dem Ziel, die vielen Dualitäten in unserem Leben zu überwinden, über das Hin- und Hergerissensein hinauszugehen, frei zu werden für und eins zu werden mit dem, was unberührt, rein, unveränderlich und strahlend von Anfang an in uns liegt: unser natürliches, maximal gelassenes, freud- und liebevolles Wesen.

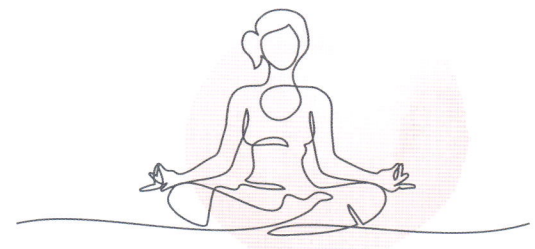

Klingt ein bisschen nach Hokuspokus? Vielleicht. Die tantrische Philosophie macht jedenfalls auch hier keinen Unterschied. Es gibt keinen Gott auf der einen und keinen Menschen auf der anderen Seite. Das Göttliche ist alles. Auch du und ich, mit all unseren Ecken, Kanten, Rundungen, „schönen" und „schlechten" Seiten. Wenn du in den Spiegel siehst oder dich umschaust: Alles, was du wahrnimmst, ist göttlich. Ich empfinde es als befreiend, wie ein riesiges Feuerwerk im Kopf, wenn ich mir vorstelle, dass das Göttliche sich gerne ausprobiert und Spaß an der Vielfalt hat. Das Göttliche kann eine Blume oder ein Tier sein, es kann Zorn sein oder Liebe, es kann ebenso mein trotziges Kind wie ich selbst sein. Und das alles gleichzeitig! (Ein Traum für jemanden wie mich, der das Ausprobieren von Neuem liebt und sich manchmal schwer zwischen all den wunderbaren Möglichkeiten entscheiden kann.)

Entsprechend der tantrischen Vorstellung ist nichts getrennt und das Erwachen zu göttlichem Bewusstsein nicht dem Klerus oder Hardcore-Geistlichen vorbehalten. Tantra ist ein Weg für alle, die mitten im Leben stehen. Denn selbst konträr wirkende Aspekte sind im Grunde nur zwei Seiten einer Sache. Im Tantra findet alles zusammen, auch das, was wir in unserer (westlichen) Gesellschaft häufig abwerten und verdammen. Nehmen wir als Beispiel die Wut. Tantra lehrt uns, Wut nicht irgendwo in uns wegzuschließen, sondern bewusst hindurchzugehen. Wut hat ihre Daseinsberechtigung ebenso wie Freude. Sie kann uns motivieren, Dinge, die uns missfallen, anzugehen und zu transformieren. Mich nervt die ewige Trödelei meines Sohnes am Morgen? Schön! Ich nehme die Wut an und mache sie so zum Katalysator für Lösungen. Entscheidend ist, dass ich in Momenten der Wut bewusst bleibe und mich nicht von blinder Emotion überwältigen lasse. Wenn ich in der Wut aufmerksam bin, sehe ich die zerstörerische Kraft dieses Gefühls ebenso wie das transformierende Potenzial, und ich habe die Möglichkeit, mich in aller Klarheit zu entscheiden, was ich als nächstes tue. Anstatt reflexartig, konditioniert, aus dem Affekt heraus zu reagieren, agiere ich selbstbestimmt, fokussiert und im Einklang mit dem, was ich an grundlegender Wahrheit im Innersten spüre. Ich handle aus meiner Mitte heraus. Bewusst-Sein macht den großen Unterschied. Man könnte auch sagen: Wenn ich wütend bin und das ganz bewusst, dann kann mich sogar die „dunkle" Wut zur Erleuchtung bringen. Das ist der Punkt, wo die Dualität überwunden wird, wo Shiva (das konstante, männliche Prinzip) und Shakti (das kreativ-veränderliche, weibliche Prinzip) verschmelzen und eins werden, mit dem Ergebnis, dass sich Entspannung, Natürlichkeit, Freude, liebevolle Verbundenheit in unserem Leben einstellen.

Das macht Tantra für mich so reizvoll und wunderschön. Als Mütter bewegen wir uns ja oft zwischen Extremen. In der Schwangerschaft schon mischt sich Vorfreude mit Zweifeln und Ängsten. Bei der Geburt trifft eine explosionsartige Kraft auf sanfte Hingabe. Und auch später, im Alltag mit Kind, erleben wir verteilt über den Tag meist einen bunten Mix aus allem, was die Emotionspalette zu bieten hat. In einem Moment sind wir voller Liebe für unser Kind, wir sind fürsorglich und aufopfernd, überwältigt von Zärtlichkeit. Im nächsten Moment reagieren wir zornig und ungeduldig, fühlen uns überfordert, müde und manchmal vielleicht sogar vernachlässigt, weil zu wenig Zeit für Selbstfürsorge bleibt.

Der Rat, den uns Tantra gibt: Entspanne dich. Lass es zu. Beobachte neugierig. Werte nicht. Schiebe nichts weg, sondern hole alles, wirklich alles ganz nah an dich heran. Nimm dir das Leben als Mama so richtig zu Herzen, aufmerksam, achtsam, bewusst – und genieße, wie sich das Leben von diesem Moment an wie von selbst natürlich zu entfalten beginnt.

Das ist Tantra: Eine große Entspannung hinein in dein Sein, die manchmal zu einem sanften, manchmal zu einem explosionsartigen, aber in jedem Fall zu einem Aufblühen deiner ganzen Stärke führen wird. Und so ist Tantra auch der Herzschlag, der allen Übungen in diesem Buch Leben einhaucht, um dich beim entspannten Sein und natürlichen Aufblühen zu unterstützen.

TANTRA – GEHT'S DA NICHT UM SEX?

Als du im Untertitel dieses Buches das Wort „Tantra" gelesen hast, hast du da an Sex gedacht? Du wärst nicht die einzige, die Tantra und Kamasutra in eine Schublade legt. Es stimmt, dass manche tantrischen Schulen auch sexuelle Praktiken als Werkzeug nutzen, um göttliches Bewusstsein, die Erleuchtung oder wie auch immer du es nennen möchtest, zu erreichen. Doch in dem weitreichenden, vielfältigen Gewebe des Tantra ist Sexualität nur ein einziger Faden. Vor allem in der westlichen Welt wird Tantra also völlig zu Unrecht auf Sex beschränkt. Vermutlich deshalb, weil es in einer Gesellschaft, in der Körperlichkeit tabuisiert wird, unvorstellbar scheint, bewusst empfundene Lust und Freude als Tor zu etwas Höherem zu nutzen – und der „verbotene Reiz" solcher Techniken dementsprechend groß ist.

Doch nicht alle tantrischen Schulen sind gleich strukturiert. In den meisten Schriften (Tantras) werden sexuelle Praktiken mit keiner Silbe erwähnt. Gelegentlich werden die Schulen bzw. tantrischen Praktiken in verschiedene Kategorien eingeteilt,

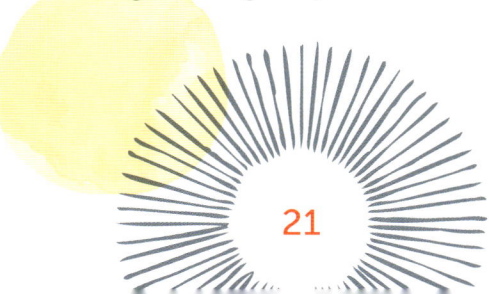

21

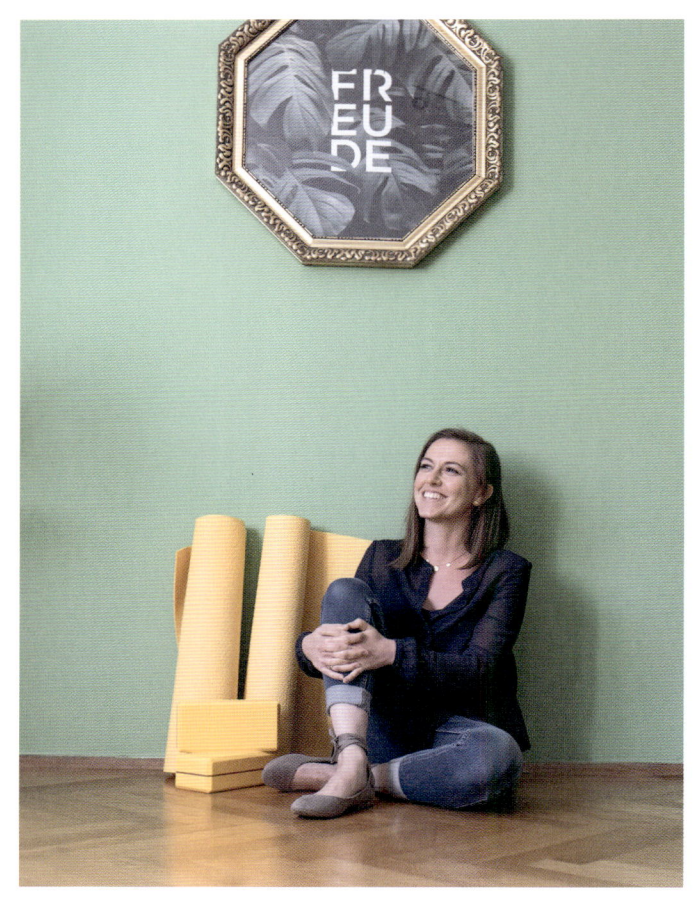

Das Weibliche ist
Energie, Stärke, Kreativität.

beispielsweise in Farben: Rotes Tantra stützt sich auf Sexualität, Schwarzes Tantra auf „schwarze Magie", Weißes Tantra auf allgemeine Meditationstechniken und Reinigungsrituale.

Wenn du auf der Suche nach einer geeigneten Schublade für dieses Buch bist: Die Intention und ebenso die vorgestellten Techniken wären vermutlich am ehesten dem Weißen Tantra zuzuordnen. Allerdings möchte ich – im Sinne des verbindenden Ansatzes des Tantra – auf jegliches Schubladendenken bewusst verzichten.

Was also ist Tantra, wenn keine Anleitung zu besserem Sex? Grundsätzlich lässt sich sagen, dass Tantra sich innerhalb des Hinduismus und Buddhismus vermutlich bereits ab dem zweiten Jahrhundert nach Christus entwickelt und über die Jahrhunderte die unterschiedlichsten Ausprägungen angenommen hat. Die Blütezeit erlebte der Tantrismus etwa im 10. Jahrhundert n. Chr. Tantra selbst ist keine Religion, sondern vielmehr eine Philosophie. Keine Glaubens-, sondern eine Herzenssache. Eine Lebenseinstellung, die sich, wenn man will, mit jeder religiösen Konfession verbinden lässt. Als Christin beispielsweise werde ich mich in vielem, was Tantra uns über den liebevollen Umgang mit uns und anderen beibringen möchte, ebenso bestätigt fühlen wie als Buddhistin, die nach dem Einswerden mit dem Göttlichen strebt. Im Grunde also geht der Tantrismus sogar noch über alle Religionen hinaus und eint diese im Bewusstsein, dass nichts vom Göttlichen ausgeschlossen ist, was wir in der Welt wahrnehmen können.

MÜTTER – LIEBENDE UND KRIEGERINNEN

Was Tantra für mich aus feministischer Perspektive spannend macht, ist die Tatsache, dass Mann und Frau in vielen tantrischen Schulen die klassischen Rollen tauschen. Zwar ist alles eins, doch in verschiedenen Ausprägungen. Das passive, statische Prinzip ist im Tantra meist männlich besetzt. Das Weibliche hingegen ist pure Energie, Stärke, Aktivität. Alles, was wir in der Welt und in uns wahrnehmen können, ist Manifestation der femininen Seite des Göttlichen. Und das erscheint stimmig, wenn wir bedenken, dass wir Frauen es sind, die Leben gebären. Natürlich können Männer ebenfalls Neues in die Welt bringen. Wann immer Männer kreativ und aktiv werden, wann immer sie etwas gestalten, steckt Shakti als treibende (weibliche) Kraft dahinter. Umgekehrt tragen Frauen ebenso Shiva – göttliches, immaterielles, unveränderliches Bewusstsein und tiefe Erkenntnis – in sich. Männlich / weiblich, Shiva / Shakti, Bewusstsein / Manifestation: Alles ist in allem angelegt, atmet, pulsiert, lebt – auch in dir, beispielsweise in Form ganz bestimmter Wesenszüge und Charaktereigenschaften.

In den meisten tantrischen Schulen kommt weiblichen Gottheiten eine große Bedeutung zu. Wie das Göttliche insgesamt, kann auch Shakti für sich unterschiedliche Formen annehmen. Einige davon, vielleicht sogar alle tragen wir in uns. Sie sind Archetypen und ermöglichen uns nicht nur tieferes Verständnis von uns selbst. Sie lassen sich aktivieren: Ob hingebungsvoll liebende Parvati, wilde Zerstörerin Kali oder unbezwingbare Kriegerin Durga – indem wir die entsprechende Shakti-Energie erwecken, können wir jede Göttin werden, die wir sein wollen. Entstehungsgeschichtlich ist Tantra mit dem Hinduismus und Buddhismus eng verbunden, auch die genannten Göttinnen haben ihre Wurzeln dort. Es lassen sich jedoch leicht Parallelen in anderen Kulturkreisen finden, die genauso „tantrisch" sind: griechische und römische Göttinnen, biblische Frauen, moderne Vorbilder, die von Mutter Theresa über Audrey Hepburn bis hin zu Madonna und Lady Gaga reichen können. Worum es geht, sind die verschiedenen Qualitäten, für die wir diese Frauen bewundern und die wir in uns selber wachrufen möchten.

Vielleicht kennst du das aus deinem Alltag als Mutter: In manchen Situationen wünschen wir uns die Kriegerin sein zu können, die wie eine Löwin für das Wohl ihrer Kinder oder manchmal auch für eigene Bedürfnisse kämpft. Und dann gibt es wieder Momente, in denen es uns schwerfällt, liebevoll zu bleiben – dann haben wir das Bedürfnis, den Archetyp der Liebenden als Quelle der Zärtlichkeit und Fürsorge anzuzapfen. Die gute Nachricht, die Tantra für uns bereithält: Was wir an göttlichen Kräften, an Superheldinnen-Power brauchen, liegt nicht im Außen, sondern ist bereits in uns angelegt. Wir brauchen uns also nichts Fremdes aneignen, brauchen uns nicht verleugnen oder neu erfinden. Im Gegenteil: Sehr viel mehr ist es ein Entdecken eines ungeheuren natürlichen Potenzials, das uns innewohnt. Die nicht ganz so gute Nachricht: Manchmal sind diese kostbaren Schätze verschüttet und schwer zugänglich. (Gefühlt immer dann, wenn wir sie am dringendsten brauchen!) Doch es gibt Techniken, die die jeweilige Göttin, die wir zu Hilfe rufen, in uns zum Vorschein bringen können. Dieses Buch möchte dir einige dieser Techniken vorstellen, um insbesondere die Archetypen der Liebenden und der Kriegerin zu aktivieren und für deinen Mama-Alltag zu nutzen.

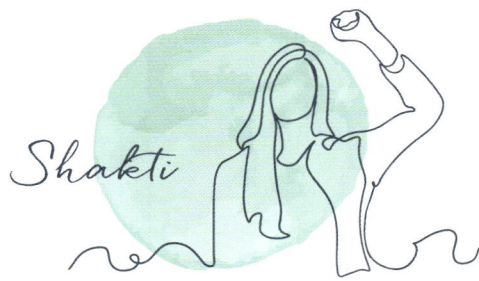

Jede Frau verfügt über Shakti, diese ungeheure Kraft, aus der heraus Neues entstehen kann. Eine Kraft, die uns ermöglicht, Leben zu schenken, am Leben zu erhalten und zu transformieren, was keinen Bestand mehr hat. Diese Kraft ist größer als wir selbst. Kaum etwas lässt uns als Menschen mehr wachsen, als andere auf ihrem Weg begleiten und anleiten zu dürfen. Dafür braucht es oft Mut und Ausdauer, es braucht Überwindung von Altem und das Einlassen auf Neues. Das mag sich gelegentlich anfühlen wie ein Kampf. Wir sind manchmal (oder auch öfter) erschöpft, müde, ratlos, überfordert, traurig. Doch als Kriegerin darfst du darauf vertrauen, dass du über die „stärkste Waffe auf Erden" verfügst: eine leidenschaftlich brennende Seele.

Dieses Feuer habe ich vor den Kindern selten so deutlich gespürt. Und es hat eine Weile gedauert, um herauszufinden, was genau dieses Feuer ist. Die Kehrseite der leidenschaftlichen Kriegerin ist – die Liebende. Liebe als Feuer, das uns antreibt, das Beste zu geben für uns, unsere Kinder und alles, was uns am Herzen liegt. Liebe, die uns zu Kriegerinnen des Herzens macht, die intuitiv wissen, wofür es sich zu kämpfen lohnt. Diese Liebe ist da, sobald ein neues Leben beginnt. Dieses kleine Wesen muss sich nicht erst zeigen, es muss sich nicht beweisen. Es ist einfach da – und damit auch die Liebe.

Die Kriegerin einerseits, die Liebende andererseits: Das erscheint manchmal widersprüchlich, doch es ist nichts anderes als zwei verschiedene Seiten ein- und derselben Sache. In der Mitte, dort wo beide Rollen sich berühren, sind wir als Mütter im Gleichgewicht. Um dieses Gleichgewicht dürfen wir uns immer wieder bemühen.

FRAUENPOWER IM TANTRA

Shakti also ist die weibliche Energie. Und diese drückt sich auf verschiedene Arten in uns und um uns herum aus. Bestimmt bist auch du schon – ohne es zu wissen – mit diesen Arten der Energie in Berührung gekommen:

- **CHIT SHAKTI:** Chit ist das unendliche und absolute Bewusstsein. Klingt wunderschön – aber auch etwas abstrakt. Ein kleines Beispiel aus dem Mama-Alltag: Du betrachtest dein schlafendes Baby und die Liebe, die dich überkommt, ist unfassbar. Als wäre dein Kind ein Teil von dir und du ein Teil von ihm und ihr beide Teil einer einzigen, tiefen Liebe. Du bist ganz da im Moment, jedes noch so kleine Detail fällt dir plötzlich auf, vielleicht hast du in diesem Augenblick unbeschreiblicher Zärtlichkeit und Präsenz sogar das Gefühl, dass es etwas geben muss, das größer ist als du. Und gleichzeitig fällt dir all das ganz bewusst auf. Dieses Bewusstsein ist Chit Shakti.

- **ANANDA SHAKTI:** Die Liebe zu deinem Baby selbst ist Ananda Shakti. Auch jede andere Form von Glück, Zufriedenheit und Wonne, ebenso tiefer Entspannung sowie überfließender Freude. Jedes Gefühl, das so schön ist, dass du es am liebsten in ein Marmeladenglas packen und für alle Ewigkeit aufheben möchtest, ist Ausdruck dieser Shakti-Power. In überwältigendem Maße spürte ich Ananda Shakti bei der Geburt meiner Tochter. Es dauerte und dauerte, es war anstrengend und phasenweise schmerzhaft. Aber als sie dann endlich auf meinem Bauch lag, war da nur noch Dankbarkeit und unendliche Liebe: Ananda Shakti pur.

- **ICCHA SHAKTI:** Iccha Shakti selbst ist die Energie, die allem vorausgeht, was wir unbedingt wollen. Wie ein Motor, der alles antreibt. So ist beispielsweise die Entwicklung eines neuen Lebens in unserem Bauch Iccha Shakti. Ab der Befruchtung steckt da etwas in uns, das uns antreibt zu atmen, Nahrung in Energie umzuwandeln, uns auszudrücken, da zu sein und zu werden. Manchmal, ohne dass wir es bewusst tun oder erklären können. So ist auch Kreativität ein Ausdruck von Iccha Shakti. Ein Gefühl von „Das *muss* jetzt einfach so sein, das *muss* jetzt raus, es geht gar nicht anders". Als Mamas brauchen wir nur auf die erste Trotzphase unserer Kinder warten oder Kinder beim kreativen Spiel beobachten, um anschaulich vorgelebt zu bekommen, was Iccha Shakti ist.

- **JNANA SHAKTI:** Auch diese Energieform, die Energie des Wissens, lässt sich wunderbar an unseren Kindern erklären: Je kleiner die Kinder, umso größer die Intuition. Täglich lernen sie Neues und entwickeln ein System, um all die Informationen aufzunehmen, zu gliedern, zu speichern und später nutzbar zu machen. Dieses Wissen um Organisation und Struktur ist Jnana Shakti. Als Erwachsene spüren wir diese Power in Aha-Erlebnissen: Plötzlich macht es „klick", plötzlich passt ein Puzzle-Teil ins große Ganze – und wir sind um eine Erfahrung reicher.

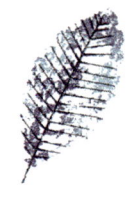

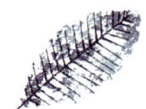

- **KRIYA SHAKTI:** Wann immer wir handeln, drückt sich Shakti in Form von Kriya aus. Ob wir nun ein Kind zur Welt bringen, Pausenbrote schmieren, trösten und umarmen oder uns ein heißes Bad einlassen, um nach einem Tag mit krankem Kind zu entspannen: Alle diese Handlungen und Aktivitäten sind Kriya Shakti.

Ob Liebende oder Kriegerin: Die Energie, die es braucht, kann also verschiedene Formen haben. Manchmal ist es eine tiefe, unerklärliche Sehnsucht, manchmal eine Erkenntnis, ein andermal drückt sich unsere Mama-Power vielleicht in einer konkreten Tat aus. Und sehr viel öfter noch werden verschiedene Energieformen zusammenspielen und die Übergänge von der einen zur anderen fließend sein. Die Wahrheit ist: Wir können nicht *nicht* Shakti sein. Was immer wir fühlen, denken, tun: Wir bringen damit stets etwas tief in uns Liegendes zum Ausdruck; wir erschaffen, wir gestalten, wir zerstören und transformieren. Das ist Shakti.

Über meinem Schreibtisch hängt eine Karte: „Create something today even if it sucks." Diese Karte erinnert mich an zwei grundlegende Dinge. Erstens: Im Jetzt etwas zu kreieren – das müssen wir uns gar nicht erst vornehmen, das passiert einfach. Selbst wenn wir gefühlt nur dasitzen und in die Luft schauen, handeln wir. Zweitens erinnert mich der Spruch daran, dass es okay ist, Fehler zu machen. Was immer ich fühle, denke, tue: Es führt zu etwas. Und ob es nun „gut" oder „schlecht" ist, in jedem Fall ist es da, es ist manifest und es ist – entsprechend der tantrischen Überzeugung – göttlich.

KURZ ZUSAMMENGEFASST: WAS IST TANTRA?

Eine einheitliche Definition von Tantra ist nur schwer zu formulieren. Denn unter Tantra verstehen wir verschiedene mystische Strömungen mit langer Geschichte innerhalb der hinduistischen und buddhistischen Kultur. Ihnen allen gemein ist eine positive, wertschätzende, nicht urteilende Einstellung zum Leben. Im Gegensatz zum Yoga, das als eher asketisch angesehen werden kann, sind im Tantra auch sinnliche Freuden – ebenso wie „negative" Gefühle – willkommen. Sie alle erfüllen ihren Zweck und können bei achtsamer und bewusster Auseinandersetzung dem Erreichen eines höheren Bewusstseins dienen. Während Yoga nach Vergöttlichung durch Selbstoptimierung strebt, vertreten viele tantrische Schulen die Überzeugung, dass Erleuchtung und das Einswerden mit dem Höchsten immer und überall möglich ist, auch und gerade dann, wenn wir offen sind für alles, was im Alltag passiert – denn darin manifestiert sich das Göttliche bzw. ein übergeordnetes Prinzip. Ziel des Tantra ist es, alle Unterscheidung, alles Trennende und Duale (Gott / Mensch, Shiva / Shakti, Mann / Frau, gut / böse etc.) aufzulösen und eins mit allem zu werden.

Tantra ist aufgrund seines annehmenden, liebe- und lustvollen sowie ganzheitlichen Charakters für mich zur wertvollen Stütze geworden. Ein Grund dafür ist, dass im Tantra alles, was ist, als sinnvoll erachtet wird, und auch Emotionen Platz finden dürfen, die in unserer moralisch sehr viel strengeren westlichen Gesellschaft als „schlecht" angesehen werden – was nicht selten vor allem Frauen und Mütter unter großen Druck setzt. Ein Druck, der eine positive, freudebringende Haltung und Gestaltung des Lebens oftmals erschwert. Da wir uns im Tantra von diesen Zwängen befreien, indem wir mit allen Sinnen dem Alltag begegnen, uns und alles um uns herum mit wohlwollendem Interesse erforschen und die Kraft der Visualisierung nutzen, ergibt sich für mich wie von selbst die Brücke zum Mentaltraining.

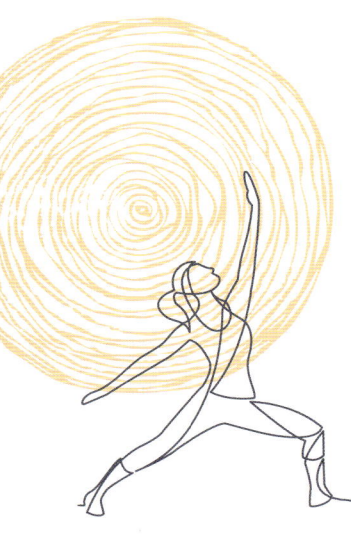

UNSER WERKZEUGKOFFER:
YOGA

Dünne Schaumstoffmatten, bunte Leggings, drahtige Frauen im Handstand oder in anderen akrobatischen Übungen: Das ist ein Bild von Yoga, das uns die Medien gerne verkaufen. Vielleicht denken wir aber auch an Menschen mit Turban und weiten Gewändern, die in weihrauchgeschwängerten Räumen laut „Om" tönen, für Stunden stillsitzen und sich im Alltag kasteien, um bestimmten spirituellen Anforderungen gerecht zu werden. Manche Yoga-Bilder faszinieren uns, andere irritieren uns. Manche ziehen uns an, andere stoßen uns ab. Gibt es denn nun das eine, „richtige" Yoga? Heutzutage fällt die Beantwortung dieser Frage zunehmend schwerer. Denn Yoga wird gerne als Etikett auf Lifestyleprodukte geklebt, um damit ein bestimmtes Image zu verkaufen und Zielgruppen zu erreichen, die sich damit identifizieren. Vom Yoga-Brot für eine Verdauung im Gleichgewicht bis hin zum Yoga-Laptop, dessen Bildschirm sich besonders flexibel drehen lässt: Alles scheint heutzutage „Yoga" zu sein. Und es stimmt: Unter bestimmten Gesichtspunkten kann Yoga sehr Vieles sein und das ganze Leben umfassen. Denn es gibt viele verschiedene Yoga-Wege und -Techniken, die einander ergänzen.

Ein Werkzeugkoffer, der Gelassenheit, Stärke, Flexibilität und in gewisser Weise auch Leistungssteigerung verspricht: Das zieht magisch an. Ist man mit Yoga nicht vertraut, verliert man allerdings leicht den Überblick bei all den Begriffen, Wegen, Stilen, die irgendwie ähnlich sind und doch unter verschiedenen Gesichtspunkten offenbar unterschiedlich ausgelegt werden können.

Ganz allgemein lässt sich sagen: Alle Aspekte des Yoga – egal, ob nun körperorientiert, meditativ oder spirituell – sind als praktische Techniken und Methoden anzusehen, die das Ziel haben, die Übenden (Yoginis bzw. Yogis) auf ihrem Weg zu einem „besseren" Leben, zur Erleuchtung, zur ultimativen Befreiung und Einswerdung mit etwas Höherem, Göttlichem zu unterstützen. Ausschließlich Kopfstand zu können, macht also noch niemanden zur Yogini oder zum Yogi. Wer nur auf der Matte „turnt", macht Akrobatik, nicht Yoga. Wer beim Körperlichen stecken bleibt, verpasst das Entscheidende auf dem Yoga-Weg: Den Zustand, den der große Yoga-Gelehrte Patanjali als jenen des „Nichts-Vermissens" beschreibt. Jeder mag im Leben etwas anderes vermissen. Vielleicht ist es körperliche Spannkraft oder psychische Belastbarkeit. Vielleicht ist es mentale und emotionale Ausgeglichenheit oder auch schlicht Entspannung. Vielleicht ist es aber auch der Wunsch, sich mit etwas Größerem als dem eigenen kleinen Ego, dem eigenen begrenzten Leben zu verbinden. Was auch immer meine Wünsche sind: Yoga kann sie alle direkt oder indirekt erfüllen. Damit lehne ich mich bewusst weit aus dem Fenster. Denn Yoga ist ein Versprechen – und für mich wird dieses Versprechen immer wieder gehalten und manchmal sogar noch übertroffen. Warum? Weil Yoga ein wunderschöner Zustand des Seins ist und mit einem prallgefüllten Werkzeugkoffer daherkommt, der es uns ermöglicht, diese Daseins-Weise zu erreichen. Wir müssen nur zugreifen und uns an die Arbeit machen.

Mein persönlicher Yoga-Weg begann als 15-Jährige. Damals nahm mich meine Mama zu einem Kurs mit. Ich muss gestehen, dass ich nie wirklich sportlich war. Ich hatte schon immer viel Energie und ein quirliges Temperament, meist genügte es mir aber völlig, irgendwo still mit einem Buch zu sitzen und zu lesen oder mir selber Geschichten auszudenken. Ein Teil meiner Stärke, nämlich der körperliche

Aspekt, schlummerte lange gut verschlossen in der hintersten Ecke. Bedingt durch mein jugendliches Alter fielen mir aber die meisten der Körperübungen, die wir in dem Kurs lernten, auf Anhieb sehr leicht. Dafür vom Lehrer gelobt zu werden, war natürlich schmeichelhaft, noch dazu in einem Alter, in dem man sich viel mit dem eigenen, sich stark verändernden Körper auseinandersetzt. Als unsicherer Teenager körperlich positiv wahrgenommen zu werden, tat gut. Mehr noch als das aber liebe ich die philosophischen und spirituellen Texte, mit denen uns unser Lehrer zur (Selbst-)Reflexion anregte und in die tiefe Ruhe der Entspannung und Meditation führte. Ich habe die gesammelten Texte heute noch im Regal stehen – unscheinbare Blätter in einer Plastikflügelmappe, auf der Schreibmaschine getippt, immer und immer wieder kopiert. So ist auch Yoga: In Wahrheit schlicht und unscheinbar, doch richtig eingesetzt, kann es Großes bewirken. Ich bin dankbar dafür, bereits am Anfang meines Weges erfahren zu haben, dass Yoga mehr ist als nur Akrobatik und Gymnastik, und genau dann sein volles Potenzial in uns entfaltet, wenn wir auch die anderen, tiefgründigeren Aspekte integrieren.

Natürlich: Die achtsame Körperpraxis alleine hat auch schon ihren Reiz, wie ich in den späteren Kursen bei anderen Lehrerinnen und Lehrern feststellte. Yoga gibt unserem Körper viel Raum. Selbst bei dynamischeren Yoga-Stilen bewegen wir uns zwar kaum vom Fleck. Das erleichtert es aber, uns körperlich wahrzunehmen sowie unsere Bewegungen und unser Bewusstsein für den Körper zu verfeinern. Wir haben keine Geräte, mit denen wir trainieren. Wir konzentrieren uns beim Yoga ganz auf unseren Körper und seine vielfältigen Möglichkeiten. Mir passierte damals in körperorientierten Einheiten selbst, was ich heute als Lehrerin bei meinen Schülerinnen und Schülern beobachten kann: Je achtsamer wir mit unserem Körper arbeiten, umso mehr entdecken wir irgendwann auch unter dieser äußersten, der körperlichen Hülle. Je sensibler wir für das Grobstoffliche werden, umso leichter erkennen wir die feineren Nuancen unserer Persönlichkeit. Und das passiert oft ganz von selbst, ganz natürlich und automatisch, wenn wir über längere Zeit Yoga machen. Begünstigt natürlich dadurch, dass wir Lehrerinnen und Lehrer haben, die bei aller Liebe für das Wunder des Körpers den ganzheitlichen mentalen und emotionalen, philosophischen und spirituellen Ansatz des Yoga nicht ganz außer Acht lassen.

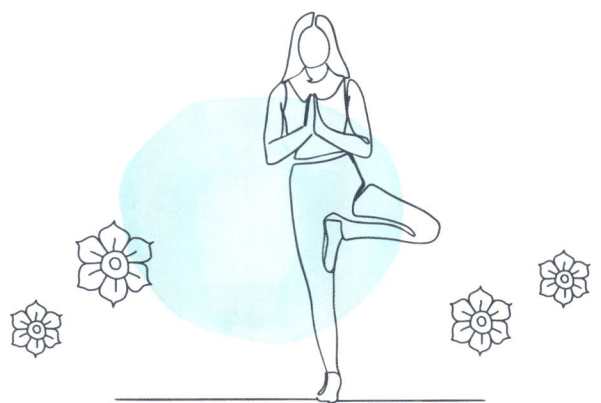

DIE VIER WEGE DES YOGA & DER ACHTFACHE PFAD

Wie Tantra ist auch Yoga keine Religion, sondern ein ganzheitliches, alltagstaugliches Tool mit spirituellem Unterbau und höherem Ziel, das sich in Grundzügen vermutlich bereits gut 3.000 Jahre vor Christus im hinduistischen und buddhistischen Kontext entwickelt hat – und demnach auch heute noch viele Züge dieser beiden Religionen erkennen lässt. Einige hundert Jahre vor Christus mehren sich die schriftlichen Belege für Yoga. Spätestens Patanjali, der vermutlich um 200 v. Chr. gelebt hat, lieferte eine Schrift, die heute oftmals als eine der Grundlagen des modernen Yoga genannt wird. Mit neo-yogischer Akrobatik hat Patanjalis Yogasutra allerdings nichts zu tun. Denn es ist eine Anleitung zur Meditation, zum ruhigen Verweilen und zu innerer und äußerer Gelassenheit. Für unser Mama-Gleichgewicht ist es genau deswegen interessant.

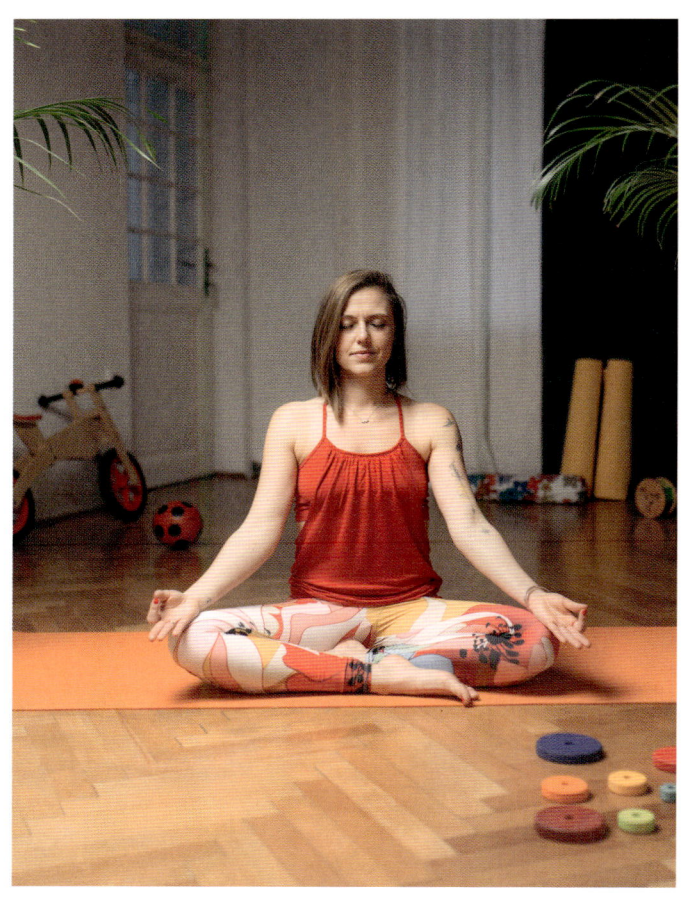

*Ruhe finden
mitten im bunten Alltag.*

Die indische Tradition nennt heute – neben einigen anderen – vier zentrale Wege des Yoga:

- **RAJA YOGA:** Das Yoga zur Entwicklung und Beherrschung des Geistes; Patanjali schreibt von acht Schritten auf diesem Weg zum Erwachen, weshalb Raja Yoga auch oftmals als Ashtanga Yoga bzw. Achtgliedriger Pfad bezeichnet wird.

    - YAMA umfasst fünf Empfehlungen, wie wir uns ethisch „richtig" gegenüber anderen und uns selbst verhalten sollen. Dazu zählt beispielsweise „Ahimsa", das Nicht-Verletzen. Eine Empfehlung, wegen derer viele Yoginis und Yogis sich vegetarisch oder vegan ernähren.

    - NIYAMA beinhaltet fünf Regeln zur Selbstdisziplinierung, darunter zum Beispiel Svadhyaya, die Erforschung und das kritische Hinterfragen der eigenen Gedanken und Handlungen.

    - ASANA ist in unserer Gesellschaft am geläufigsten. Darunter werden heute die körperlichen Übungen verstanden, die wir zur Reinigung und Förderung des Körpers durchführen. Nicht einfach nur, um fitter zu sein, sondern um später länger in der Meditation sitzen zu können, ohne dass der Körper stört oder dabei beeinträchtigt wird. Denn: Asana bedeutet eigentlich nur „Sitz", also das ruhige Halten einer Position. Manchmal machen wir auch nur mit den Händen Yoga. Diese yogischen Gesten werden Mudras genannt. In beiden Fällen arbeiten wir mit Energiebahnen und erzielen bestimmte Wirkungen, indem wir mit bestimmten Meridianen verstärkt arbeiten.

    - PRANAYAMA wird ebenfalls in vielen Yogakursen unterrichtet. Damit sind die Atemübungen gemeint, die dazu dienen, den Atem zu kontrollieren und zu verfeinern – ebenfalls wieder, um später in einen tieferen Entspannungs- und Meditationszustand zu gelangen.

- PRATYAHARA ist die Kunst, die Sinne „zurückzuziehen", also nach innen zu richten oder sogar ganz auszuschalten. Dies mag im ersten Moment realitätsverleugnend und ignorant erscheinen. Pratyahara jedoch hat auch den Zweck, die Sinne zu reinigen und zu schärfen, um nach dem Nach-innen-Gehen das Außen bewusster und feinfühliger wahrnehmen zu können. Ein schöner Nebeneffekt der Sinnesreinigung ist eine größere Sensibilität für unser Umfeld und die Bedürfnisse der Menschen um uns.

- DHARANA kann als Konzentration übersetzt werden. Beispielsweise können wir uns auf nur einen Gedanken konzentrieren oder auf einen Gegenstand. Den Fokus zu schärfen ist eine wertvolle Fähigkeit im Alltag. Meist prasselt sehr viel auf uns ein und es ist wichtig, entscheiden zu können, was gerade Priorität hat und unserer ganzen Aufmerksamkeit bedarf.

- DHYANA oder die Meditation folgt auf die Konzentration. Sind wir fokussiert, können wir uns ganz im Ziel unserer Konzentration versenken. Wir werden noch empfänglicher und sind ganz da im jeweiligen Moment.

- SAMADHI schließlich ist das Ziel: die Erleuchtung. Übersetzt werden kann Samadhi aber auch mit einem Überbewusstsein bzw. einem Aufgehen in etwas Höherem. Wir werden also das, worauf wir uns konzentrieren und worin wir uns versenken.

- JNANA YOGA: Das Yoga der Erkenntnis arbeitet in erster Linie mit dem Intellekt. Wissen spielt hier eine große Rolle.

- KARMA YOGA: Es ist das Yoga der Tat. Manchmal ist auch noch von Kriya Yoga die Rede, das ebenfalls als Yoga der Tat übersetzt werden kann. Mit dem feinen Unterschied, dass es beim Kriya Yoga um eine bestimmte Dynamik dahinter geht (wir erinnern uns an Kriya Shakti, die tantrische Energie, die wie ein Motor funktioniert).

- **BHAKTI YOGA:** Damit ist das Yoga der Hingabe gemeint, an das Göttliche. Da nach tantrischer Vorstellung alles göttlich ist, kann auch das liebevolle Umsorgen eines Kindes Bhakti sein. Vergleichen lässt sich das mit der christlichen Tradition der Caritas, der Nächstenliebe, die auch gleichzeitig Dienst an Gott ist.

Schließlich wurde sehr viel später noch **HATHA YOGA** als eigener Weg ergänzt, das Yoga der körperlichen Disziplinierung. Hier finden wir unter anderem Asanas und Pranayamas. Was wir heute in unserer Gesellschaft unter Yoga verstehen, ist in erster Linie Hatha Yoga. Was die wenigsten wissen: Hatha Yoga entwickelte sich aus der tantrischen Kultur heraus. Durch die verstärkte Verbreitung im Westen ab den 1960er Jahren erfuhr Hatha Yoga zahlreiche Neuinterpretationen, die zu eigenen Hatha-Yoga-Stilen wurden. Ob Hormon Yoga, Power Yoga, Bikram oder Yin Yoga: Manche dieser Stile picken sich einzelne Werkzeuge aus dem großen Kasten heraus und setzen diese sehr frei und spielerisch für ihre Zwecke ein; andere sind näher dran an der Tradition und legen Wert auf eine „reine" Weitergabe des Wissens. Manche Stile wurden auch nach den Lehrern benannt, die sie begründet haben, beispielsweise Iyengar Yoga. Ich persönlich nenne meinen „Stil" Sunshine Yoga®. Ich bemühe mich um eine Basis, die stark in den ursprünglichen, philosophischen Traditionen des Yoga verwurzelt ist, lasse aber Vieles einfließen,

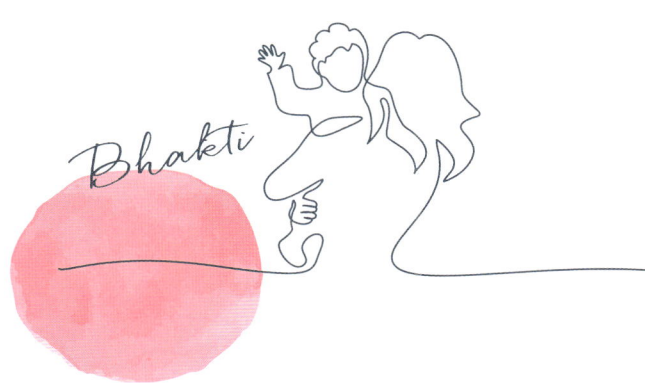

was andere Stile als ihre Kernbereiche definieren, beispielsweise die Arbeit mit dem Hormonsystem, wenn ich Frauen unterrichte. Denn genau das ist das Wunderbare an unserem Werkzeugkoffer namens Yoga: die Vielfalt an Tools, die sich individuell für jede Schülerin und jeden Schüler kombinieren lassen, mit dem Ziel, mehr Freude ins Leben zu bringen.

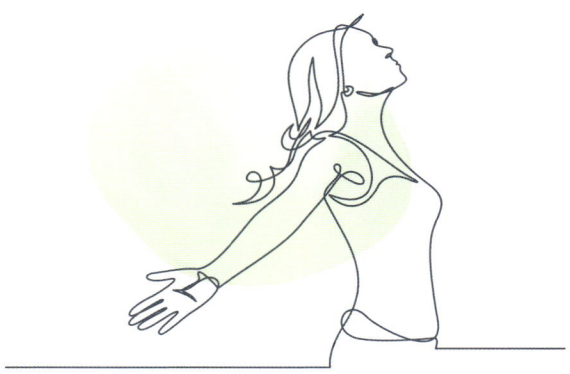

YOGA UND TANTRA –
GEMEINSAMKEITEN UND UNTERSCHIEDE

Hatha Yoga und Tantra sind wie zwei Blüten einer Pflanze. So verwundert es nicht, dass sie auf den ersten Blick sehr viele Ähnlichkeiten aufweisen. Die entscheidende Gemeinsamkeit ist sicherlich, dass es sowohl im Yoga als auch im Tantra um Praxis geht. Es sind nicht einfach „nur" philosophisch-religiöse Konstrukte, die wir geistig verstehen sollen, sondern ganz klar praktische Handlungsempfehlungen, um unser Leben auf allen Ebenen und im Einklang mit allen Komponenten, vom Körper bis zur Psyche, aktiv zu gestalten. Gelegentlich liest man von „Tantra Yoga" als einem Yoga-Weg, dem es um Bewusstsein und Energie geht. Der Philosoph

Osho trennt Yoga und Tantra klar voneinander. Seiner Ansicht nach ist Yoga der „männliche" Zugang: Es geht um Disziplinierung, oftmals auch um Askese und ein großes Maß an Anstrengung, die aufgebracht werden soll, um etwas zu verbessern. Darum bezeichne ich in diesem Kapitel Yoga als Werkzeugkoffer: Werkzeuge brauchen wir zum Arbeiten. Tantra hingegen ist simples Da-Sein, der „weibliche" Weg hin zum Höchsten: Das Leben wird so angenommen, wie es kommt. Alles kann zum „Optimum" führen, ganz ohne Anstrengung, einfach nur durch bewusstes Erleben und die Erkenntnis, dass in allem der Funke von etwas Höherem angelegt ist. Beim Yoga geht es um die klare Intention, etwas zu erreichen. Beim Tantra geht es darum, alles Ego-gesteuerte Wollen zu überwinden. Männlich einerseits und weiblich andererseits wiederum sind zwei Seiten ein- und derselben Medaille – und bei beidem geht es letztlich um dieselbe Sache, weshalb nicht selten beides unter dem Begriff „Tantra Yoga" zusammengefasst wird. Es bedeutet, dass wir unser Bewusstsein trainieren und uns seine Dynamiken zunutze machen, um etwas Höheres zu erlangen, in das wir uns dann ganz entspannt hineinsinken lassen dürfen. Und da sind wir dann auch nicht mehr weit entfernt von der Zielsetzung des mentalen Trainings. Dazu gleich mehr.

Sprecke ich in diesem Buch von Yoga, ist körperorientiertes Hatha Yoga gemeint. Viele der Techniken sind hatha-yogisch, da du dafür mit deinem Körper arbeiten wirst, die Grundlage allerdings ist stets tantra-yogisch. Denn Tantra – der bejahende, wertschätzende, unterstützende Zugang zum Sein – bildet die philosophische Basis und das spirituelle Herz meiner Arbeit. Und schließlich spürst du sicher auch oft, dass dein Kopf und deine Gedanken eine große Rolle dabei spielen, wie sich dein Alltag ganz allgemein und speziell mit Kindern gestaltet. Hier nutzen wir Erkenntnisse und Übungen aus dem Mentaltraining.

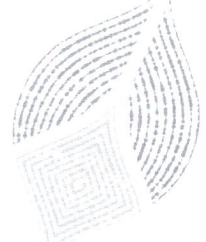

In unseren Breiten verstehen wir unter Yoga meist eine bestimmte körperliche Praxis. Hatha Yoga (das Yoga des Körpers) arbeitet vom Körper zum Geist bzw. von außen nach innen. Die Asanas (Körperübungen), Mudras (Handhaltungen) und Pranayamas (Atemübungen) haben – vor allem bei regelmäßiger Praxis – einen positiven Effekt auf unser Innenleben. Doch eigentlich ist Yoga noch sehr viel mehr als das. Es ist ein ganzheitliches Lebenskonzept mit jahrtausendealter Tradition, das vor allem auf einer geistigen und philosophisch-spirituellen Auseinandersetzung mit dem Leben basiert. So dienten die Asanas (die Körperhaltungen) ursprünglich „nur" dazu, die äußere Hülle des Menschen beispielsweise auf längere Meditation oder eine andere Art der nach innen gerichteten Arbeit vorzubereiten. Denn ein kraftvoller, flexibler und gesunder Körper schmerzt einfach weniger, wenn er zwischendurch länger sitzen „muss".

Ziel des Yoga ist es im weitesten Sinne, durch regelmäßiges körperliches und geistiges Üben achtsames Loslassen von täglichen Verstrickungen und Verschleierungen des Geistes zu kultivieren. Das bedeutet unter anderem, unsere eigenen Gedanken gelassen zu beobachten und zu erkennen, dass wir nicht sind, was wir denken, sondern dass da etwas in uns ist, was vom nicht immer angenehmen Gedanken- und Gefühlskarussell unberührt bleibt. Damit soll das oberflächliche Ego einem Bewusstsein für das tiefere bzw. höhere Selbst weichen und ein Aufgehen in etwas Übergeordnetem, Göttlichem ermöglicht werden (Erleuchtung, Erwachen, Befreiung).

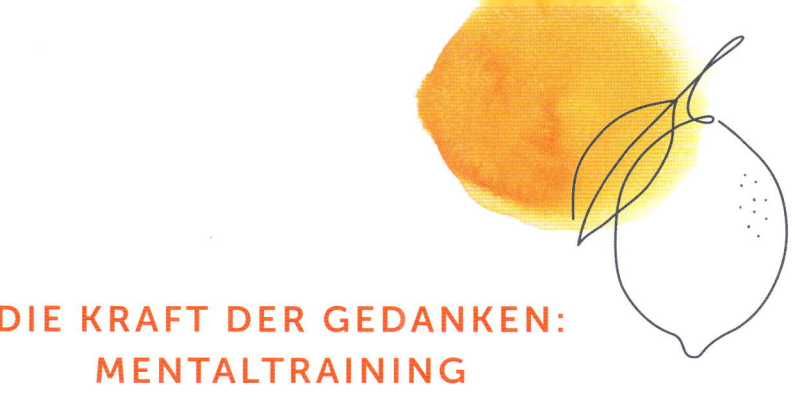

DIE KRAFT DER GEDANKEN: MENTALTRAINING

Mentaltraining kennen die meisten aus dem Spitzensport, beispielsweise zur Vorbereitung auf schwierige Wettbewerbe, zur Stress- und Nervositätsbewältigung, zur allgemeinen Leistungssteigerung oder nach Unfällen zum Abbau von Ängsten und zur schnelleren Regeneration. Doch nicht nur im Sport haben unsere Gedanken eine große Macht – auch in jedem anderen Bereich unseres Lebens. Du kannst dies sehr einfach überprüfen: Stell dir vor, du stehst im Supermarkt vor dem Obstregal und siehst dort eine leuchtend gelbe Zitrone. Sie strahlt dich richtig an und du kannst nicht widerstehen, sie in die Hand zu nehmen. Du spürst die leicht strukturierte, vielleicht etwas klebrige Oberfläche, die spezielle Form, ihr Gewicht. Vielleicht ist sogar ein leises Quietschen zu hören, wenn du die Zitrone ans Ohr hältst und mit sanftem Druck der Finger über die Schale streichst. Du riechst daran und sofort steigt dir der frische, säuerliche Duft in die Nase. Daheim dann schneidest du die Zitrone auf. Der Duft wird noch intensiver, und ohne zu zögern, beißt du mitten hinein in das saftige, saure Fruchtfleisch …

Ist dir das Wasser im Mund zusammengelaufen? Hat es dir das Gesicht zusammengezogen beim Gedanken daran, in die Zitrone zu beißen? Die Zitrone war nur in deinen Gedanken vorhanden – und doch hat dein Körper unmittelbar auf diese

Vorstellung reagiert. Du siehst: Was du denkst, beeinflusst die anderen Bereiche deines Seins. Manchmal sofort und sehr deutlich; meist erkennen wir die Wirkung wiederkehrender Gedanken aber auch erst zeitverzögert, weil sie in tieferen, verborgenen Schichten unseres Bewusstseins, dem Unbewussten und Unterbewussten, wirken.

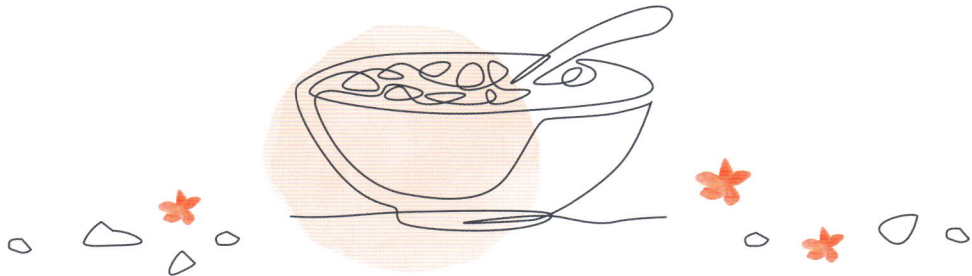

Unsere Gedanken sind sehr viel mehr als bloß Worte und Bilder, die durch unseren Kopf ziehen. Was und wie wir denken, beeinflusst, wie wir eine Situation wahrnehmen und was passiert – in uns und um uns herum. Als Mamas können wir das täglich beobachten: Wenn wir nach einer ultrakurzen Toilettenpause in die Küche zurücksprinten und feststellen, dass die Eineinhalbjährige in der Zwischenzeit den Inhalt ihrer Müslischüssel großzügig und sehr kunstvoll auf dem Boden verteilt hat, können wir entweder denken: „Was für eine Sauerei! Man kann sie keinen Moment aus den Augen lassen. Und ich hab natürlich wieder die ganze Arbeit." Genauso gut könnte aber auch unser erster Gedanke sein: „Toll, wie die Kleine sich ausprobiert! Ich sollte mir ein Beispiel daran nehmen und auch wieder öfter kreativ tätig werden." Zugegeben: Es bräuchte etwas Übung, um zur Variante 2 zu gelangen, die ein großes Maß an Gelassenheit erfordert. (Und gerade daran mangelt es oft in Anbetracht der Tatsache, dass man als Mama kleiner Kinder meist noch mehr und Besseres zu tun hat, als Küchenböden zu reinigen.) Tatsache aber ist: Egal, wie wir über etwas denken, es ändert nichts an den Umständen. Sehr wohl aber ändert unsere Einstellung etwas an unserem Wohlbefinden – und unsere Reaktion in der Gegenwart den Verlauf der Dinge in die Zukunft hinein. Gedankengang 1 wird eine ganz andere Energie in uns freisetzen und der Situation eine andere Dynamik verleihen als Gedankengang 2.

Diese Energie und diese Dynamik sind kein Zufallsprodukt. Wir können lernen, unsere Gedanken zu steuern – und damit auch das Ergebnis. Der Aspekt des Trainings ist entscheidend, wenn wir mental arbeiten: Was wir üben, prägt sich ein. In Stress-Situationen rufen wir dann jene Handlungsmuster ab, die gefestigt sind. Wenn ich als Mutter bisher mit einem Wutausbruch auf verzierte Küchenböden reagiert habe, werde ich daran arbeiten, ein neues Reaktionsmuster zu etablieren, dieses trainieren und es mir einprägen. Wenn ich mir einmal denke: „Oh, so wütend möchte ich das nächste Mal nicht mehr reagieren", wird dies vermutlich noch nicht ausreichen, um künftig entspannter zu bleiben. Stattdessen werde ich mir zunächst Zeit nehmen zu reflektieren, was zu meinem Verhalten geführt hat. Wichtiger aber noch: Ich werde mir Gedanken darüber machen, wie ich künftig stattdessen reagieren möchte. Auf dieses Ziel richtet das Mentaltraining seinen Fokus.

Kenne ich mein Ziel, kann ich leichter entscheiden, wie ich dorthin komme und was mich auf meinem Weg unterstützt. Kenne ich mein Ziel, kann ich in Gedanken sehr viel genauer mein Wunschszenario durchspielen. Es ist ein bisschen so, als würde ich bei einem alten Radiogerät vorsichtig am Rädchen drehen, um einen neuen Sender einzustellen. Für dieses Finetuning braucht es ein grobes Verständnis für das Gerät und sehr viel Fingerspitzengefühl. Und den Mut, die alte Frequenz zu verlassen, um mich neu einzustimmen. Dafür hält Mentaltraining zahlreiche hilfreiche Techniken für uns bereit. Manche davon wirken im ersten Moment sehr einfach, manchmal vielleicht sogar etwas lachhaft. Wie du am Zitronen-Beispiel gesehen hast, geht es jedoch nicht so sehr um die Komplexität einer Übung, sondern vielmehr um die Wirkung – und die ist häufig sehr viel stärker, je einfacher eine Technik umzusetzen ist.

So kam vor einiger Zeit eine Frau zum Mentaltraining, die darüber klagte, dass sie morgens nicht aus dem Bett kam. Meist wurde sie schon lange vor dem Weckerläuten von den Kindern geweckt, die dann gleich mit vielen verschiedenen dringenden Bedürfnissen über sie herfielen, von einer vollen Windel, die gewechselt werden musste, bis hin zu akut großem Hunger und Durst. Was meiner Klientin zu schaffen machte, war vor allem, was sich in ihr abspielte: Selbst wenn die Kinder morgens zufrieden aufwachten, war sie gedanklich schon mit dem beschäftigt, was am jeweiligen Tag zu tun war, was passieren könnte, wie müde sie das alles machen würde. Was dazu führte, dass die Müdigkeit sie schon vor dem Aufstehen im Bett befiel. Ich habe sie nach Momenten befragt, in denen sie sich so gefühlt hatte, wie sie sich morgens fühlen wollte: kraftvoll, energiegeladen, zuversichtlich, neugierig auf den Tag. Sie erzählte mir dann von einem längeren Urlaub, den sie vor Jahren mit ihrem Mann gemacht hatte. Sie schwärmte von der herrlichen Landschaft und den vielen Fotos, die sie damals gemacht hatten und die sie sich auch heute immer noch gerne anschaut. Mein Tipp war, dass sie sich eines dieser Fotos rahmen und auf den Nachttisch stellen sollte.

Dieses Foto sollte sie vor dem Aufstehen ansehen und so all die angenehmen Emotionen in sich wachrufen, die sie damit verband. Die Übung war leicht umzusetzen – die Fotos hatte die Klientin ja schon, ebenso die gut wahrnehmbaren, positiven Empfindungen. Auch brauchte es für diese Technik nicht viel Zeit. Wenn mehr Zeit war, beispielsweise wenn die Kinder mal länger schliefen oder sie früher wach wurde, konnte sie das Bild länger betrachten. Doch das Foto wirkte auch schon bei einem kurzen Blick darauf, wenn morgens wieder einmal Eile geboten war. Entscheidender als der Aufwand war, dass sie die Übung überhaupt machte. Egal, wie lange: Hauptsache regelmäßig! So konnte sie innerhalb kürzester Zeit ein neues Reaktionsmuster auf den morgendlichen Stress entwickeln – mit dem Ergebnis, dass sie jedem Morgen unabhängig davon, wie er sich gestaltete, mit einer positiven Grundeinstellung begegnete.

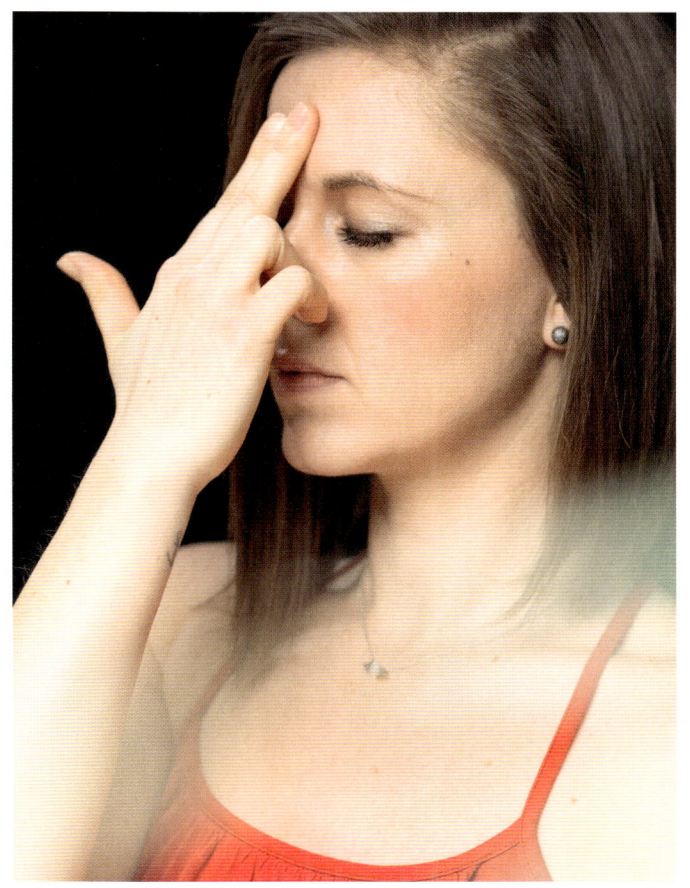

Wichtig für den Trainings-
erfolg: Regelmäßigkeit.

Je nach Komplexität des Themas genügt es oft auch schon, in der Vorstellung eine Veränderung vorzunehmen. So erfuhr ich selber vor kurzem wieder sehr deutlich die schnelle Wirkung von mentalen Prozessen: Ich wartete schon seit Wochen auf die Entscheidung einer bestimmten Person, die sich jedoch damit sehr viel Zeit ließ und sich nicht dazu durchringen konnte, den nächsten Schritt zu gehen. Diese Person und die gesamte Situation banden sehr viel meiner Aufmerksamkeit und Energie. Ich konnte körperlich spüren, wie ich mich sofort verkrampfte, wenn ich daran dachte oder damit konfrontiert wurde. Als ich genug davon hatte, nahm ich mir einen Moment Zeit. Ich setzte mich ruhig hin und schloss die Augen, spürte in mich hinein und ließ auftauchen, was auftauchen wollte. In mir formte sich das Bild, dass ich in einer offenen Tür stand und in ein leeres Treppenhaus hinunterblickte, darauf wartend, dass die Person nach oben kommt. Doch sie kam nicht. Es war zugig und ich fühlte, wie ich auskühlte, wie ich immer müder und das Stehen anstrengend wurde. Als dieses Bild deutlich wahrnehmbar war, änderte ich meine Vorstellung: Ich sah mich jetzt die Tür schließen, ging in einen warmen, hellen Raum, setzte mich dort bequem in einen Sessel und nahm ein Buch zur Hand. Die Tür ließ ich unversperrt, sodass die Person, auf deren Entscheidung ich wartete, jederzeit eintreten konnte, wenn sie wollte. Und wenn nicht, dann saß ich hier und genoss mein Buch. Meine tatsächliche Haltung entspannte sich unmittelbar. Die hochgezogenen Schultern sanken gelassen nach unten, mein Kopf fühlte sich freier an und ich nahm meine Füße solide auf dem Boden stehend wahr. Dabei hatte ich nichts anderes getan, als mein inneres Bild zu verändern!

An diesen Beispielen zeigt sich recht schön, was Tantra, Yoga und Mentaltraining gemeinsam haben:

- Entspannung als Grundlage für tiefergehendes Arbeiten mit und an sich selbst;
- der Anspruch der Ganzheitlichkeit und das Verständnis von Körper und Geist als Einheit;
- das Freilegen bewusster und unbewusster Teile unseres Seins;

- die Konzentration auf die Gegenwart mit all ihren Ressourcen, aus der heraus wir die gewünschte Zukunft selbst gestalten können;
- die Entwicklung einer positiven Intention, mit der wir unser Inneres (um-) programmieren und den äußeren Handlungen eine Richtung geben können.

Und: Es geht ums Tun! Ums Anwenden der Techniken, um ein regelmäßiges Trainieren und Integrieren. Darum, sich auf die Kraft der aktiven, positiven Neugestaltung einzulassen. Wenn uns dies gelingt, erlangen wir mentale Stärke. Klingt an sich schon mal gut. Doch es lohnt sich, den Begriff der mentalen Stärke noch näher zu beleuchten.

Mentale Stärke umfasst grundsätzlich folgende Komponenten:

- **FLEXIBILITÄT:** Was immer auch passiert – ich bin in der Lage, spontan und gelassen darauf zu reagieren und positiv eingestellt zu bleiben, ähnlich einem Baum, der dem Sturm am besten mit Beweglichkeit und Biegsamkeit begegnet, wenn er vermeiden möchte zu brechen.

- **PRÄSENZ:** Dies bedeutet, dass ich verbunden, aktiv und engagiert bleibe – selbst in Stress-Situationen. Anstatt mich dem Unangenehmen zu entziehen, bleibe ich präsent.

- **MOTIVATION:** Stärke hat – gerade in herausfordernden Situationen – viel mit Kampfgeist und Aktion zu tun. Passiv und leidenschaftslos werde ich keinen Kampf gewinnen. Aktiv meinem Gegner gegenüberzutreten (ob mir dieser nun im Sport oder im Job in Form von Mitstreitern begegnet oder als Mutter in Form von Zeitdruck oder Schlafmangel), ist der entscheidende Schritt. Aktion kann viele Gesichter haben, jede Situation erfordert eine andere Art des Handelns. Ich möchte hier auf den Begriff des passiven Widerstandes hinweisen, den Mahatma Gandhi erfolgreich vorgelebt hat. Diese Form des Widerstandes

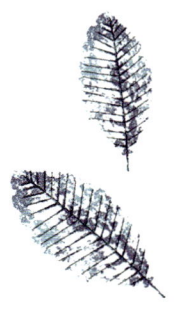

47

ist nur indirekt passiv. Zwar wurde keine Gewalt angewendet, um sich den Besetzern Indiens zu widersetzen, doch auch ruhig etwas auszusitzen, ist eine Aktion. Die Absicht, der Wille, die bewusste Energie dahinter machen den Unterschied! Und dafür braucht es Motivation (bzw. Shakti).

- **SPANNKRAFT:** Nicht jeden Kampf werden wir gewinnen. Entscheidend ist, dass wir den Kampf immer wieder aufnehmen, wenn uns etwas am Herzen liegt. Stellen wir uns die Metallfeder in einem Kugelschreiber vor: Unter Druck wird sie klein, doch sie bleibt nicht ewig in dieser Form. Sobald es die nächste Gelegenheit gibt, bewegt sich die Feder mit Spannkraft in ihre bevorzugte Form zurück. Im Alltag bedeutet das, mit Enttäuschungen und Fehlern gelassen umzugehen und diese als Chance zu verstehen, es beim nächsten Mal besser zu machen.

Vielleicht hast du jetzt beim Lesen von Begriffen wie „Kampf" und „Aktion" deutlich das eine oder andere Gefühl in dir wahrgenommen. Geistige Abläufe sind untrennbar mit Emotionen verbunden. Als fühlenden Wesen ist es uns nicht möglich, Gefühle und Gedanken auszuschalten. Wir können nicht *nicht* emotional und mental sein. Aber sehr wohl können wir unsere Gefühle und Gedanken steuern, im Sinne von ansteuern und trainieren, wie wir das auch beim körperlichen Training mit Muskeln machen – und so können wir unsere innere Ruhe mit der Zeit ausdehnen und verstärken. Und in der Ruhe wiederum liegt ungeheure Kraft. Es lohnt sich also in vielerlei Hinsicht, sich mit seinen inneren Prozessen auseinanderzusetzen, wenn man im Außen Entscheidendes bewegen möchte!

KURZ ZUSAMMENGEFASST: WAS IST MENTALTRAINING?

Mentaltraining bietet uns Techniken, um unser Denken, unsere Absichten und unser Tun bewusst zu verändern, mit dem Ziel, uns und unsere Umgebung zu beeinflussen und zu gestalten. Die Frage nach den inneren Fähigkeiten und äußeren Ressourcen, die ich dafür zur Verfügung habe, ist dabei ebenso wichtig wie die Frage nach dem konkreten Ziel, das ich erreichen möchte. Konfrontiert mich der Weg dorthin mit Herausforderungen oder Konflikten, gibt es Möglichkeiten bzw. Methoden, diese zu lösen und damit der Erfüllung meiner Wünsche die Bahn zu ebnen. Dabei wird davon ausgegangen, dass das Innen (die Gedanken und Emotionen) untrennbar mit dem Außen (dem Körper, unserer Umgebung) verbunden ist. Arbeite ich an meinen Gedankenmustern, beeinflusst das beispielsweise unweigerlich meine Körperhaltung (hängende Schultern als Ausdruck von Niedergeschlagenheit, Lachen als Ausdruck von Freude); und wie ich meinem Umfeld gegenübertrete, beeinflusst wiederum, wie andere mich wahrnehmen und sich mir gegenüber verhalten.

Mentaltraining ist deshalb so effizient, weil wir Bewusstsein, Unterbewusstsein und Überbewusstsein („Höheres Selbst", Intuition) gleichermaßen zu nutzen versuchen. Gelingt dies, führt es in allen Lebenslagen zuverlässig zu Gelassenheit, Stärke, Erfolg und Freude. Dieser Zugang erinnert dich zu Recht an die tantrische Lebensphilosophie.

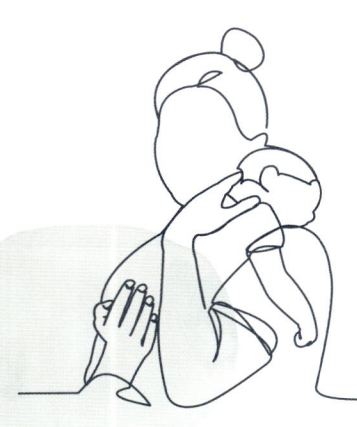

MEIN WUNSCH FÜR DICH

W as immer du in deinem Leben als Mutter, als Liebende und Kriegerin ändern und gestalten willst: Dieses Buch möchte dich dabei unterstützen, ins Tun zu kommen und deiner Freude am Mama-Sein neue Freiräume eröffnen.

Tantra Yoga, Hatha Yoga und Mentaltraining verstehe ich dabei als Verbündete, die zum Ziel haben, uns mehr Lebensfreude zu ermöglichen. Als Mama von zwei kleinen Kindern ist das auch für mich mit der ungetrübten Fröhlichkeit manchmal so eine Sache – denn Gleichgewicht ist kein Dauerzustand, sondern etwas, das mit dem Leben, das von Veränderung geprägt wird, tanzt. Umso wichtiger ist es für mich mit den Jahren geworden, die Freude, die ich mir im Leben wünsche, zu kultivieren, mich darum zu bemühen, sie zu trainieren, sie zu genießen, wenn ich sie fühlen darf, und sie zu teilen, wann immer ich kann. Damit bringt meine Freude auch anderen Menschen Freude.

Ich hoffe, es ist mir gelungen, aus den vielen, in meinen Einzeltrainings, Beratungen, Kursen und Workshops gesammelten und geprüften Übungen ein kleines Notfallpaket zu schnüren, das es ermöglicht, die alltägliche Welt zu einem freudvolleren Ort zu machen – für uns Mütter und unsere Kinder.

Mit diesem Buch wünsche ich dir eine brennende Seele, Iccha Shakti, diesen starken inneren Antrieb, der dich alles schaffen lässt, was dich als Mama ins Gleichgewicht bringt. Ich wünsche dir Momente, in denen du erfolgreich deine ganze Leidenschaft in die kleinen und großen Schlachten des Alltags legen kannst; und ich wünsche dir Momente, in denen dein Herz ganz sanft und weit wird und es dir gelingt, alles liebevoll anzunehmen, was da sein möchte. Dein Herz ist ein unendlicher Ort. Du darfst deinen Kindern, dir selbst, dem Leben erlauben, dich zu erfüllen, weit über deine Grenzen hinaus.

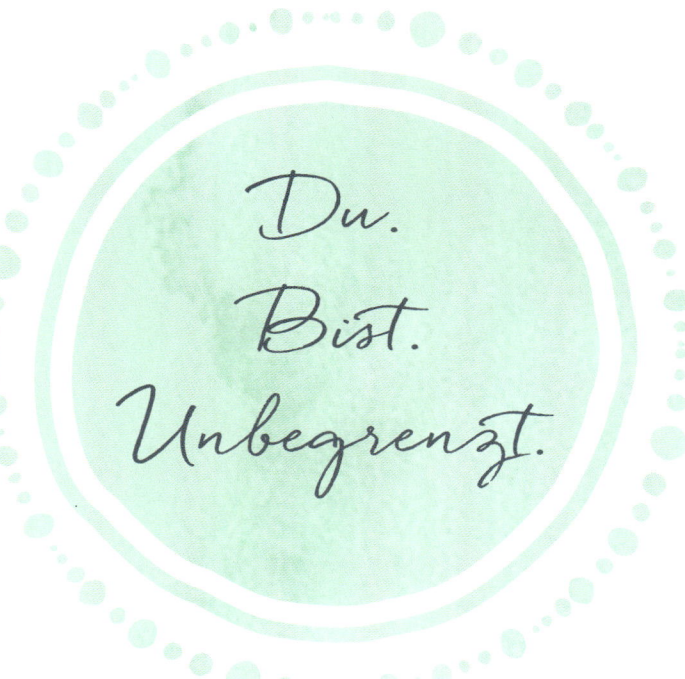

Du.
Bist.
Unbegrenzt.

KAPITEL 2

Unterwegs zum Gleichgewicht

ÜBUNGEN FÜR DEN START INS TRAINING

„WENN DU DIE ABSICHT HAST, DICH ZU ERNEUERN, TUE ES JEDEN TAG."

KONFUZIUS

Wir alle wollen es, doch was ist das eigentlich, das Gleichgewicht? Als Mama stelle ich mir diese Frage oft mehrmals täglich. Denn was das Mama-Sein prägt, ist der Umstand, dass wir selten nur diese eine Rolle und die damit verbundenen Aufgaben zu erledigen haben. Oftmals sind wir auch noch Berufstätige, Partnerin, Tochter, Frau, und und und. Gleichgewicht bedeutet deshalb für mich, bei allem, was ich selber auf meine Schultern nehme und was mir von rundherum aufgeladen wird, bei allem, was ich trage und manchmal ertragen muss, stabil und in meiner Mitte zu bleiben. An manchen Tagen fühle ich mich dabei wie eine Frau, die mit zwei unterschiedlich schweren und unterschiedlich großen Wassereimern rechts und links beladen über eine wackelige Hängebrücke balancieren muss, ohne dass sie dabei Wasser verschüttet. Was verhindert, dass sich diese Herausforderung nach großer Anstrengung anfühlt? Was ermöglicht mir, meine Aufgaben mit Leichtigkeit zu erfüllen? Physisch ist dies meine Körpermitte, die von Rücken-, Bauch- und Beckenbodenmuskulatur geformt wird. Psychisch ist es die Fähigkeit, geschmeidig und doch kraftvoll zu bleiben, während Prioritäten abgewogen werden.

Häufig ist im Zusammenhang mit emotionalem und mentalem Gleichgewicht auch von „Flow" die Rede. Dies ist der wunderbare Zustand, in dem selbst Anstrengendes scheinbar mühelos und mit großer Leichtigkeit gelingt. Unsere individuellen Fähigkeiten und die äußeren Anforderungen an uns halten sich die Waage. Wären unsere Fähigkeiten größer als die Herausforderungen, wäre Langeweile das Ergebnis. Auf der anderen Seite würden wir uns überfordert fühlen, wenn die Ansprüche an uns höher wären als unsere Möglichkeiten, diesen gerecht zu werden. Hält sich beides die Waage, ist persönliches Wachstum das Ergebnis.

Vergleichbar ist dies mit Krafttraining: Bin ich zum ersten Mal im Fitnessstudio und versuche mich gleich an der Langhantel mit 20 Kilogramm Gewicht auf beiden Seiten, werde ich vermutlich unmittelbar nach dem ersten Besuch des Studios meinen ambitioniert abgeschlossenen Jahresvertrag wieder kündigen. Umgekehrt: Bin ich professioneller Gewichtheber und es drückt mir jemand eine Hantel mit 20-Kilo-Scheiben in die Hand, werde ich nur müde lächeln und beim Training keine großen Fortschritte erzielen.

Das Knifflige am Flow bzw. am Gleichgewichtszustand ist, dass es keinen Fixpunkt gibt, den man einmal erreicht und damit hat sich's. Alles Leben ist Bewegung und Veränderung. Erreiche ich den Flow, entwickle ich mich weiter – damit verschiebt sich das Gleichgewicht. Die Vorzeichen für mein Mama-Gleichgewicht ändern sich also täglich mit jeder Hürde, die ich meistere. Heute sind es bis in den Nacken gefüllte Babywindeln, morgen Diskussionen über das zugestandene Gummibärchen-Höchstmaß, übermorgen der Umgang mit im Kindergarten aufgeschnappten Schimpfwörtern: Es wäre vermessen zu behaupten, dass nur unsere Kinder Lernende sind! Wir selber sind pausenlos gefordert, unsere alten Grenzen zu verschieben und über sie hinauszuwachsen.

Wann also sind wir als Mama im Gleichgewicht? Du möchtest spontan mit „Nie!" antworten? Du hast mein volles Verständnis! Es gibt diese Phasen. Doch es gibt auch Momente, in denen wir uns auf die Schulter klopfen können und dürfen, weil wir feststellen: Eigentlich habe ich die Windel-Situation, die Gummibärchen-Diskussion bzw. die Schimpfwörter ganz gut gemeistert. Meist sind das jene Phasen, in denen unser Set an „Superheldinnen-Skills" dem Mama-Sein optimal zugutekommt. Dann ist die Liebende in uns, die sich nach Harmonie und Nähe sehnt, im Einklang mit der Kriegerin, die nach Veränderung, Optimierung und Vorankommen strebt.

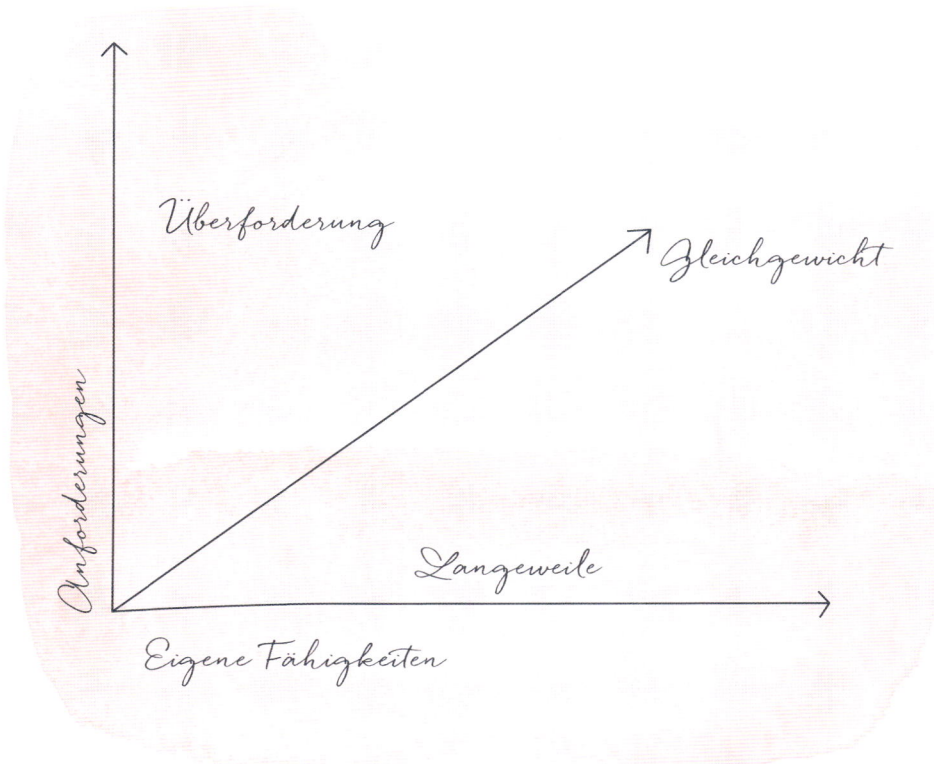

Und was ist mit dem Ungleichgewicht? Die Balance zu halten wird dann schwierig, wenn die Erwartungen (eigene und die der anderen) an uns zu hoch sind und wir sie mit unseren zu diesem Zeitpunkt vorhandenen Möglichkeiten nicht erfüllen können. Das Ergebnis: Überforderung. Oder aber es verlangt uns unser Umfeld nicht das ab, was wir eigentlich mit unserem Potenzial stemmen könnten. Wenn wir beispielsweise vor den Kindern gewohnt waren, im Job komplizierte Texte zu entschlüsseln und in Meetings mit Fachbegriffen um uns zu werfen, und plötzlich dürfen wir nur mehr „Alle-meine-Entchen" in Dauerschleife singen. Das Ergebnis: Unterforderung.

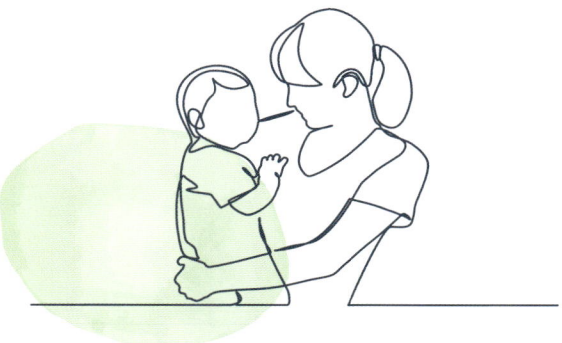

Die Folge ist Ungleichgewicht oder auch Chaos. Chaos ist nun wahrlich kein Begriff, der auf Anhieb besonders sympathisch wirkt. Als hilfreich empfinde ich es, mir solche Momente als Übergangsphasen vorzustellen: Eine alte Ordnung bricht zusammen, doch zugleich ist eine neue Ordnung bereits dabei, sich zu formieren. Ich darf eine neue und vielleicht sogar bessere Mitte für mich finden. Um zu definieren, wo im jeweiligen Moment die goldene Mitte liegt, ist es zuerst wichtig zu analysieren, wie sich die Situation in der Gegenwart darstellt. Im nächsten Schritt können wir dann Wünsche und Ziele für die Zukunft formulieren, an deren Erreichen in weiterer Folge gearbeitet wird.

In meinen Einzeltrainings verwende ich ein Set aus bewährten Übungen, das auf den folgenden fünf Schritten beruht:

1. ENTSPANNUNG: Was auch immer gerade Thema ist – ich lehne mich einen Moment zurück, um durchzuatmen und erste Klarheit zu gewinnen. In einem Zustand der Gelassenheit lassen sich Blockaden am einfachsten lösen (mehr dazu in Kapitel 6: Yoga Nidra).

2. AKTIVIERUNG: Im Hatha Yoga ist oft die Rede davon, dass die Leichtigkeit in der Anstrengung durch ein bewusst gesetztes Grundmaß an Anspannung entsteht; ähnlich einer Ballerina, die ihre Anmut dadurch erzielt, dass sie richtig mit ihrer Kraft umzugehen weiß. Auch im mentalen und emotionalen Training ist es von Vorteil, wenn wir zuerst eine entspannte Aktivität herstellen, bevor wir mit den eigentlichen Übungen beginnen. Hier sind insbesondere Übungen geeignet, die den ganzen Körper aktivieren, insbesondere die Wirbelsäule, entlang derer die Chakren (Energiewirbel) liegen.

3. IST-ANALYSE: Auch wenn wir uns im Mentaltraining auf das Ziel konzentrieren: Um herausarbeiten zu können, wie ich zu diesem Ziel gelange, ist es unerlässlich, die aktuelle Ausgangsposition zu erkennen. Hierfür gibt es eine Vielzahl an Übungen. In der Arbeit mit meinen Klientinnen nutze ich bevorzugt das SCORE-Modell.

4. ZIEL-FORMULIERUNG: Dieser Schritt ist von großer Bedeutung. Wie oft ertappen wir uns dabei, dass wir denken: „So habe ich mir das nicht vorgestellt!" oder „Irgendwie hätte ich das gerne anders ..." Genau dieses „Irgendwie" verhindert, dass wir auf unserem Weg vorankommen. Ein Ziel muss klar formuliert sein, damit ich mental, emotional und körperlich effizient damit arbeiten kann. Auch im Yoga kennen wir einen Begriff, der dem des Ziels im Mentaltraining ähnlich

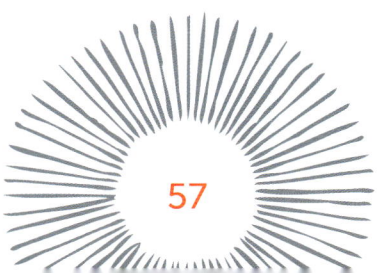

ist: das *Sankalpa*. Dabei handelt es sich um einen Wunsch bzw. Vorsatz, der aber weniger willentlich formuliert, sondern intuitiv, also aus Bauch und Herz heraus zugelassen wird. Es hat sich gezeigt, dass es sinnvoll ist, beide Seiten – die willentliche und die intuitive – einzubeziehen.

5. ERSTE KONKRETE SCHRITTE: Ist das Ziel formuliert, ist die erste Hürde geschafft. Der Blick ist nun geschärft und es fällt leichter, ins Tun zu kommen. Entsprechend dem Ziel werden nun die weiterführenden Techniken gewählt.

Um Schritt eins bis vier geht es in diesem Kapitel. Schritt fünf leitet über zu den weiterführenden Kapiteln in diesem Buch. Auch wenn du gleich zu einem der konkreten Themen und Techniken springen möchtest: Nimm dir noch einen Moment Zeit für die einführenden Übungen. Auch im Einzelcoaching ist die erste Einheit meist deutlich länger als die Folgetermine, da eine umfassende Ist-Analyse die solide Basis für die weitere Arbeit darstellt. Es lohnt sich!

Mit den folgenden Übungen kannst du in komprimierter Form auch jede weitere Sitzung beginnen, egal mit welchem Thema du dich beschäftigen willst. Gelegentlich stellen wir fest, dass sich ein Thema seit dem letzten Mal verändert hat. Sich Zeit für einen Status Quo zu nehmen, bevor man weitergeht, ist sinnvoll. Insbesondere mit einer (kurzen) Entspannungsübung ins Training zu starten, unterstützt eine erdende und gleichzeitig wachstumsförderliche Verbindung zu dir selbst. Vielleicht möchtest du das im Hinterkopf behalten, wann immer du dich in Ruhe hinsetzt, um dir Zeit für dein Thema zu nehmen. Viele der in diesem Buch vorgestellten Übungen sind natürlich für sich schon Entspannungsübungen und können deshalb – wenn mal (wieder) wenig Zeit für Selbstfürsorge im Mama-Alltag bleibt – auch für sich alleine stehen. Ein kompaktes Training ist besser als gar kein Training!

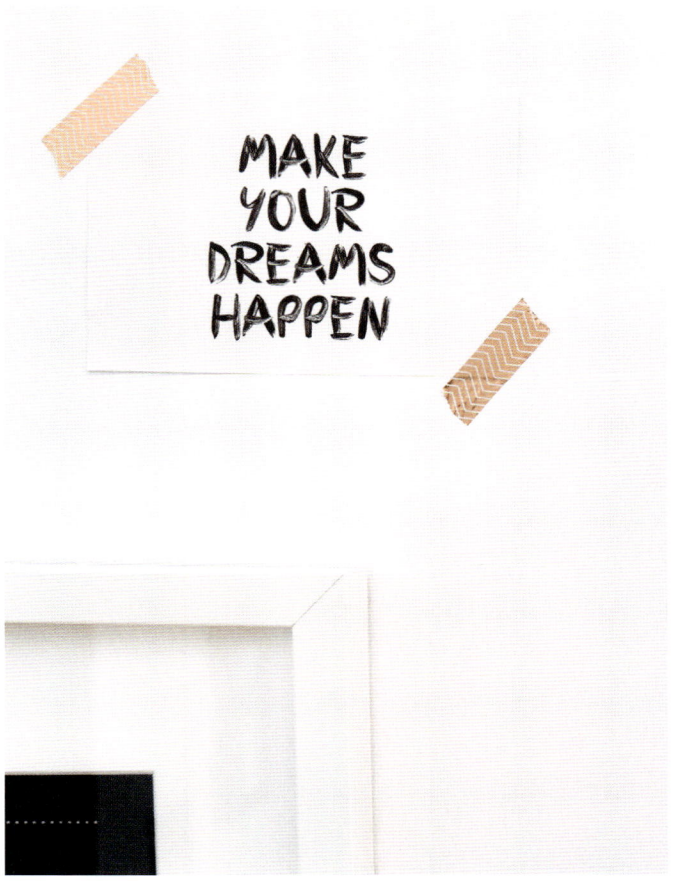

Für jedes Ziel
gibt es einen Weg.

DIE GEFÄSSÜBUNG

D iese Übung eignet sich wunderbar, um mit dem Training zu beginnen, denn es stellt sich damit leicht ein Entspannungszustand ein, in dem sich gut weiterarbeiten und in die Tiefe gehen lässt. Auch alleine für sich ist die Übung gut geeignet, um innerlich ruhiger zu werden und Abstand zu gewinnen von den körperlichen, mentalen und emotionalen Dingen, die uns im Alltag gelegentlich aus dem Gleichgewicht bringen. Ich leite besonders gerne Erstgespräche mit Klientinnen damit ein. Viele erzählen mir später, dass diese Übung sie lange begleitet hat. Ich selber liebe die Gefäßübung! Eine wunderbare, einfache Visualisierung zum Loslassen – ob auf körperlicher Ebene die Müdigkeit nach einer unruhigen Nacht oder die Nackenverspannungen vom Baby-Tragen, auf mentaler Ebene die lange To-do-Liste, die uns Mütter in Dauerschleife beschäftigt, auf emotionaler Ebene Sorgen um das kranke Kind oder Unsicherheit ob der bevorstehenden Tagesmutter-Eingewöhnung. Wie wäre es, wenn wir das alles einfach aus uns herausfließen lassen könnten wie schmutziges Wasser aus einer Badewanne? „Let that sh** go" ist ein modernes Yoga-Mantra, dem Patanjali sicher in gewisser Weise zugestimmt hätte. Damit gehört die Gefäßübung auf jeden Fall in die Mama-Notfall-Apotheke!

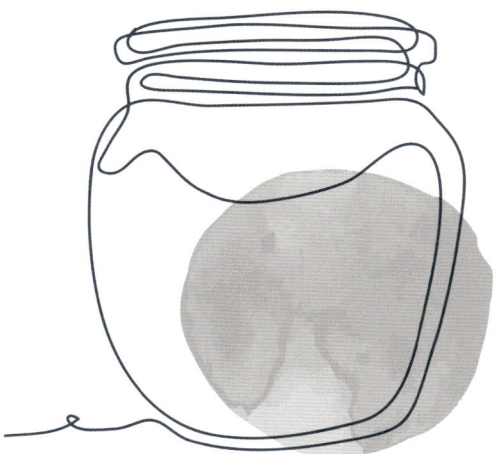

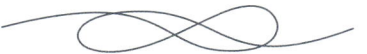

Nimm eine bequeme und aufrechte Sitzposition ein. Lass die Augen ruhig noch geöffnet, ohne dich aber auf etwas Konkretes im Raum zu konzentrieren. Nimm drei tiefe Atemzüge – atme tief durch die Nase ein und vollständig durch den Mund aus. Wann immer du dich bereit fühlst, schließe sanft die Augen.

Nimm nun mit allen anderen Sinnen den Raum um dich wahr. Welche Geräusche dringen an dein Ohr – aus der Ferne, aus der Nähe? Wie angenehm ist das Licht, das durch deine geschlossenen Augen dringt? Wie riecht die Luft, die du atmest? Kannst du einen bestimmten Geschmack wahrnehmen? Wie fühlt sich die Sitzfläche an, der Boden unter deinen Füßen?

Nimm deinen ganzen Körper wahr, so wie er jetzt ist. Betrachte deinen ganzen Körper von außerhalb, als würdest du dich selbst aus einiger Entfernung beobachten. Stelle dir deinen Körper als durchsichtiges Gefäß vor. Wie sieht dieses Gefäß aus? Ist es ein Glas? Eine Vase? Oder etwas ganz anderes? Wie auch immer dein Gefäß aussieht – es hat eine Besonderheit: Es verfügt über Ventile. Diese kannst du an deinen Händen und Füßen wahrnehmen. In der folgenden Übung wirst du lernen, diese Ventile zu öffnen und gehen zu lassen, was dir nicht mehr dient. Ich werde dich nun behutsam anleiten, dein Gefäß zu reinigen.

Stelle dir vor, das Gefäß ist mit einer zähen, dunklen Flüssigkeit gefüllt. Diese Flüssigkeit steht für alles, wovon du dich befreien möchtest: Anspannungen und Verspannungen des Körpers, störende Gedanken, Gefühle, die dir unangenehm sind. Daraus besteht die zähe, dunkle Flüssigkeit, die dieses Gefäß, deinen Körper, bis oben hin füllt. Nimm dir einen Moment Zeit, um alles zu betrachten, woraus sich die Flüssigkeit zusammensetzt – körperlich, mental und emotional.

61

Und wenn du dich bereit fühlst, dann öffne ganz langsam die Ventile an deinen Händen und Füßen. Beobachte nun, wie diese zähe Flüssigkeit deinen Körper verlässt. Ganz, ganz langsam. Du schaust zu, wie der Flüssigkeitsspiegel auf Höhe deiner Stirn absinkt, auf Höhe deiner Augen, deiner Nase und Wangenknochen ... Und wo die Flüssigkeit den Körper bereits verlassen hat, machen sich Klarheit und Weite, angenehme Leere breit. Der Körper wird sanft gereinigt und ganz frei. Lass dir Zeit. Nimm dir Zeit und beobachte, wie die Flüssigkeit immer weiter absinkt und du dich Stück für Stück entspannst.

Auf diese Weise wird der ganze Körper gereinigt. Nach Brust und Schultergürtel folgen die Arme bis nach unten zu den Händen und den Ventilen an den Händen. Dann weiter zum Bauch bis nach unten zu den Ventilen an den Füßen. Achte auf ein langsames Tempo und eine tiefe Atmung. Du kannst die Übung alleine durchführen oder dir die Meditation mit dem Download-Link *(siehe Seite 6) herunterladen und der geführten Meditation folgen.*

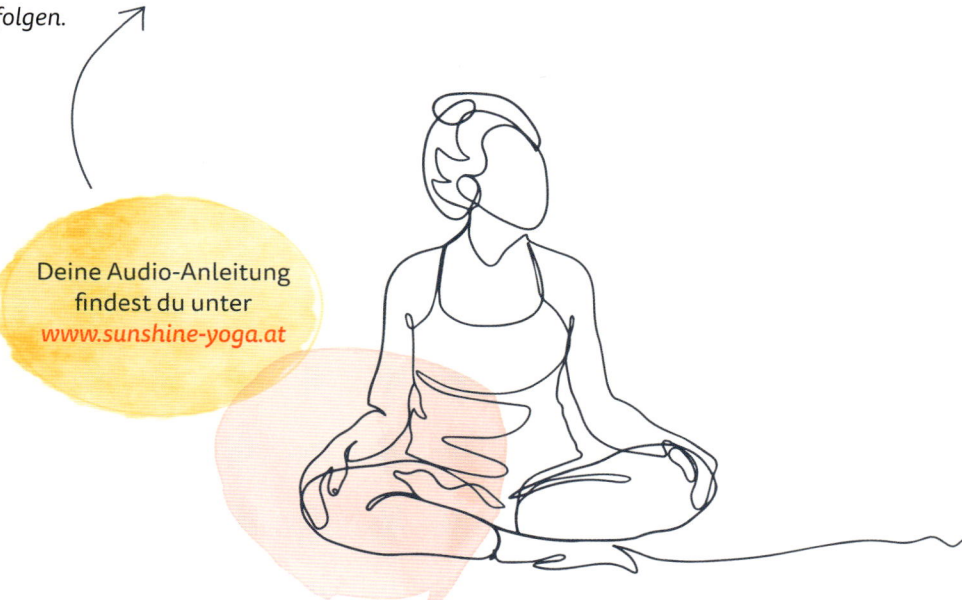

Deine Audio-Anleitung
findest du unter
www.sunshine-yoga.at

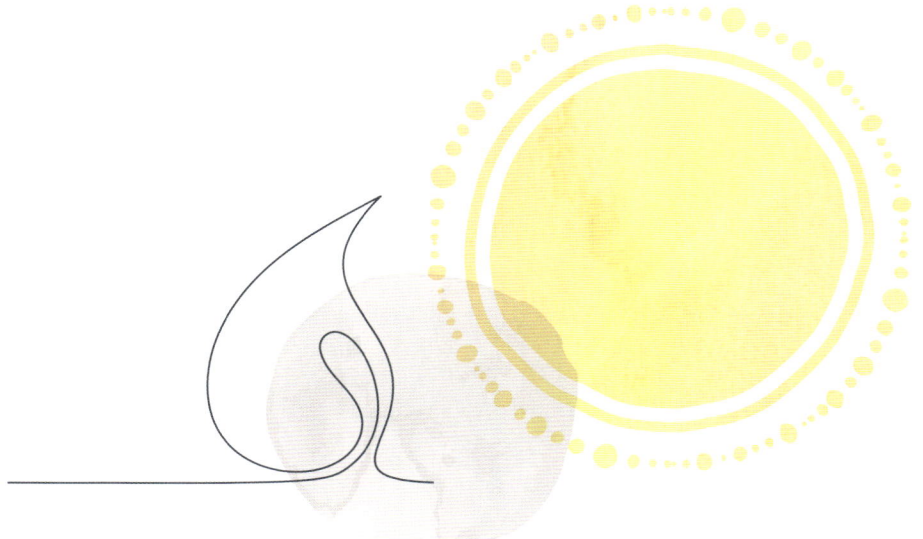

Beobachte nun, wie die letzten Tropfen dieser zähen, dunklen Flüssigkeit deinen Körper verlassen. Über die Ventile an deinen Füßen fließt die Flüssigkeit ab. Die letzten Tropfen … der allerletzte Tropfen … du schaust zu, wie er im Boden unter deinen Füßen versickert. Und vielleicht möchtest du dann nochmals deinen Körper als Ganzes betrachten. Dieses Gefäß, das nun vollständig gereinigt und klar ist, auf angenehme Weise leer. Wunderbar entspannt und leicht. Die Klarheit breitet sich über die Grenzen deines Körpers hinweg auch um dich herum aus. Genieße diese Leichtigkeit.

Spüre, dass sich mit deinem Körper auch die Atmung entspannt hat. Atme nochmals bewusst tief ein und vollständig aus. Und dann nimm langsam wieder den Raum um dich wahr. Spüre die Sitzfläche, den Boden unter dir. Wann immer du dich bereit fühlst, öffne behutsam die Augen.

AKTIVIERUNG DER CHAKREN

Chakren sind Energiewirbel in unserem System, die sich entlang der Wirbelsäule, dem wichtigsten Energiekanal, befinden. Sind diese Punkte blockiert, kann die Energie nicht frei fließen, was sich in unterschiedlichen Arten des Unwohlseins äußern kann. Umgekehrt: Sind die Punkte frei und offen, kann sich die Energie, die wir uns gerne als Schlange (Kundalini) eingerollt am Steißbein vorstellen, kraftvoll über die ganze Länge der Wirbelsäule aufrichten und von da aus in unserem gesamten physischen, mentalen und emotionalen Körper entfalten. Auch unter rein körperlichen Gesichtspunkten macht dieses Bild Sinn: Ist mein Körper hier und da verspannt oder vielleicht sogar verletzt, wirkt sich das auf das ganze System aus, da ich mein Potenzial nur eingeschränkt nutzen kann. Die „Aktivierung der Chakren" ist eine Reihe von einfachen Bewegungsabläufen, die darauf abzielen, leichte körperliche (und damit auch innere) Blockaden zwischen Steißbein und Kopf zu lockern und zu lösen. Es bietet sich an, Gefäßübung und Mobilisierung des Körpers bzw. Aktivierung der Chakren miteinander zu verbinden. Wer möchte, lässt in diesem Fall die Augen nach der Gefäßübung noch geschlossen und geht direkt von der mentalen und emotionalen Entspannung zu den lockernden Körperübungen über.

Für mehr Erdung empfiehlt es sich, die Aktivierung der Chakren am Boden sitzend auszuführen. Es ist aber auch problemlos auf einem Sessel oder einer nicht zu weichen Couch möglich. Führe jede der beschriebenen Übungen nach Möglichkeit mindestens 2 – 3 Minuten durch.

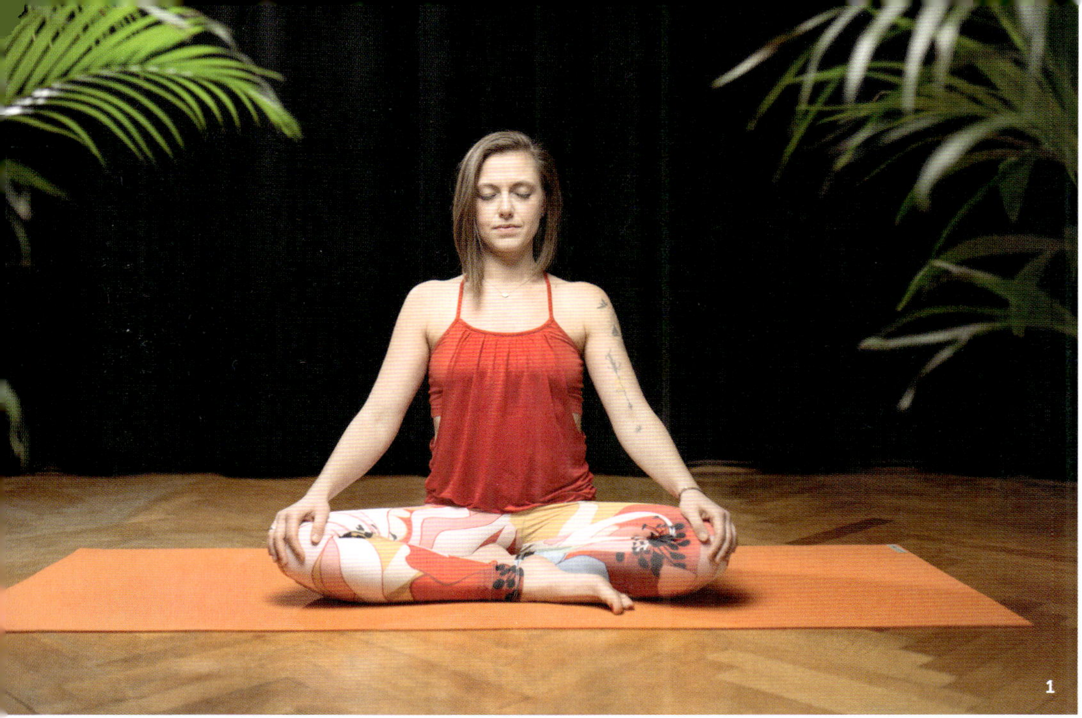

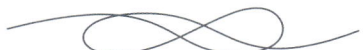

Komme in einen bequemen, aufrechten Sitz. Nimm einige tiefe Atemzüge und schlie
ße die Augen, wenn du dich bereit fühlst. *(Bild 1)*

Lege die Hände bequem auf die Knie oder Oberschenkel und lenke die Aufmerksamkeit zum untersten Teil deiner Wirbelsäule, zum Steißbein. Stelle dir hier einen
Punkt vor, um den du nun langsam zu kreisen beginnst. Erlaube dir, weich zu werden. Bewege dich langsam und fließend. Konzentriere dich zuerst auf den tiefsten
Punkt der Wirbelsäule und stelle dir dann vor, dich auf einer Spirale nach außen zu
bewegen. Vielleicht möchte nun auch der übrige Teil deines Körpers langsam ins

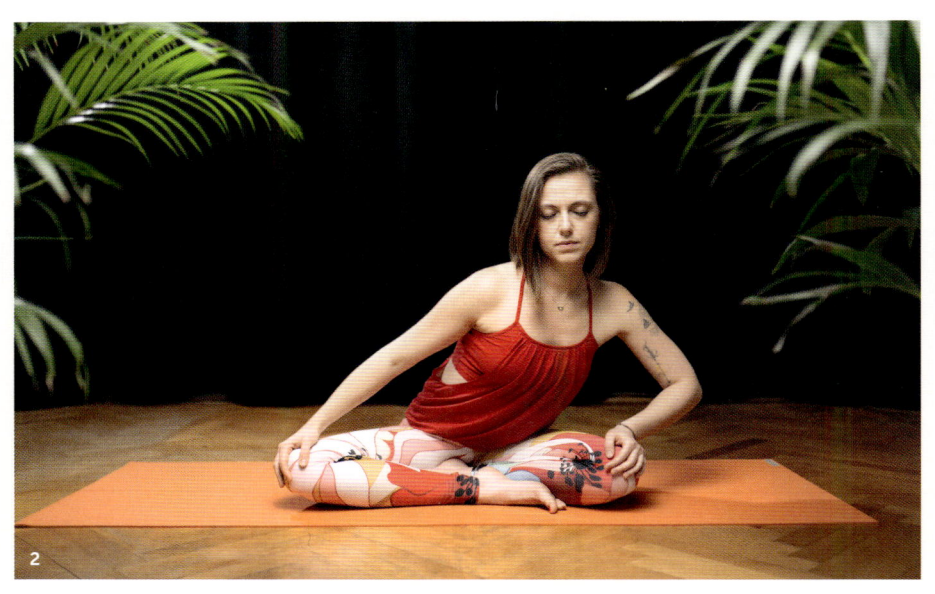

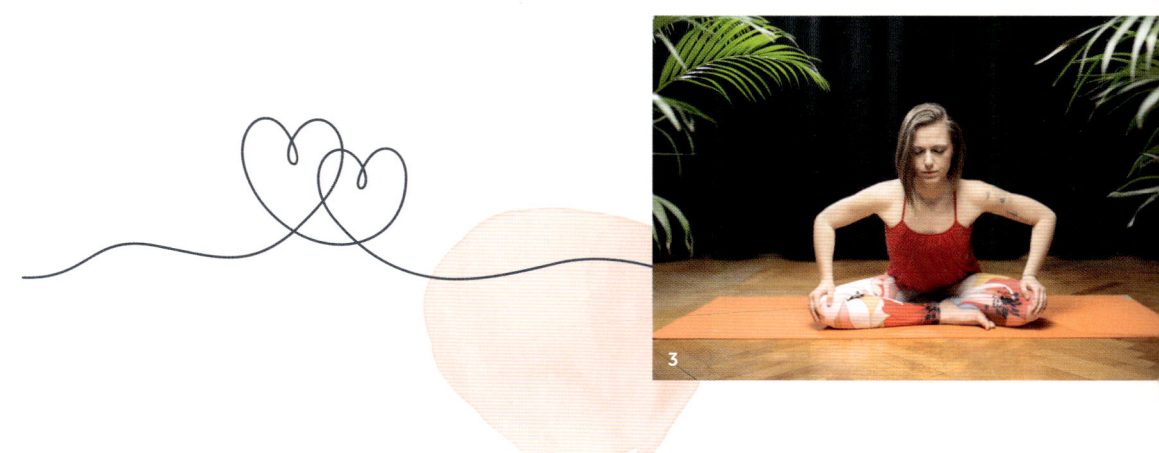

Schwingen kommen. Der untere Rücken, der mittlere und obere Rücken, vielleicht auch der Kopf bewegen sich kreisend. Beobachte: Welches Tempo wählst du intuitiv? Bewegst du dich schnell oder langsam? Wie groß oder klein sind die Kreise? Wechsle nun die Richtung. Beginne wieder mit kleinen Kreisen, tief unten am Steißbein. Kreise, die nach und nach größer werden und schließlich wieder den ganzen Körper erfassen. *(Bild 2 – 5)*

Lasse dann die Kreise kleiner werden. Wie ein Pendel, das langsam ausschwingt, kommst du wieder in der Mitte an. Bewege dich auf der Spirale nach innen zu deinem Mittelpunkt. Spüre der Bewegung nach. Nimmst du irgendwo ein sanftes Vibrieren wahr? Wellen, die sich kribbelnd ausbreiten? Vielleicht in den Beinen, im Becken, im Oberkörper?

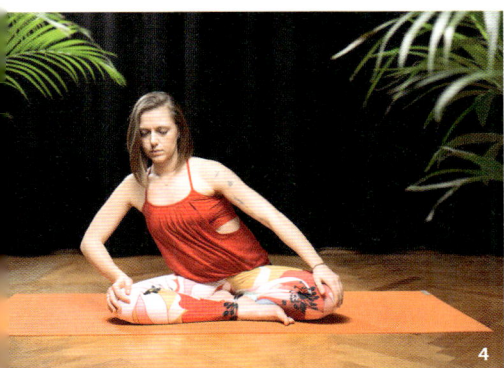

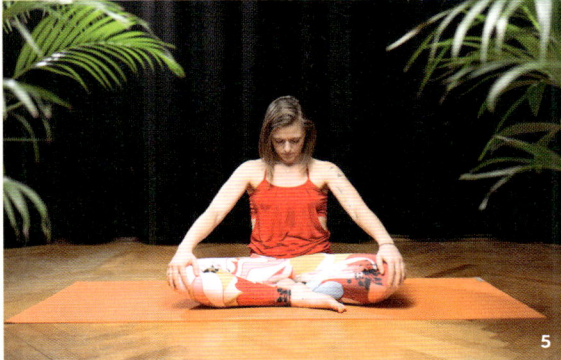

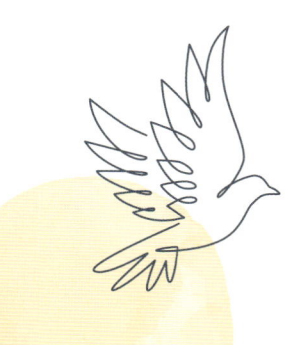

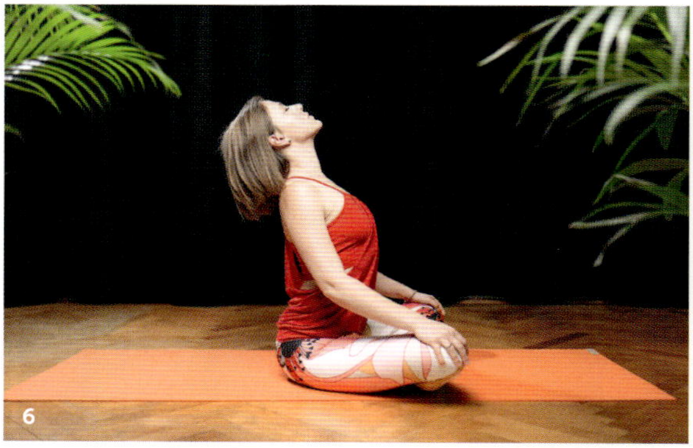

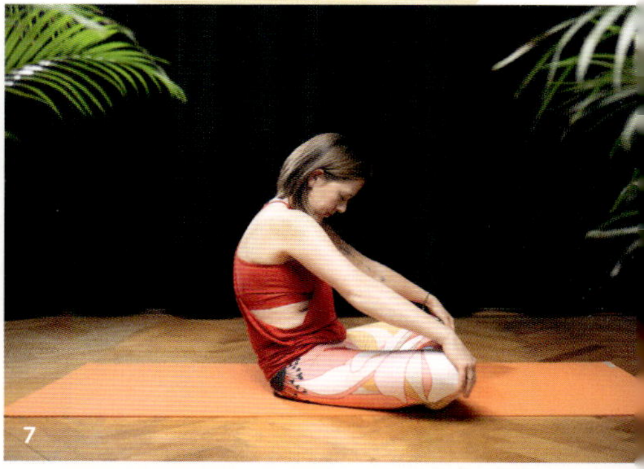

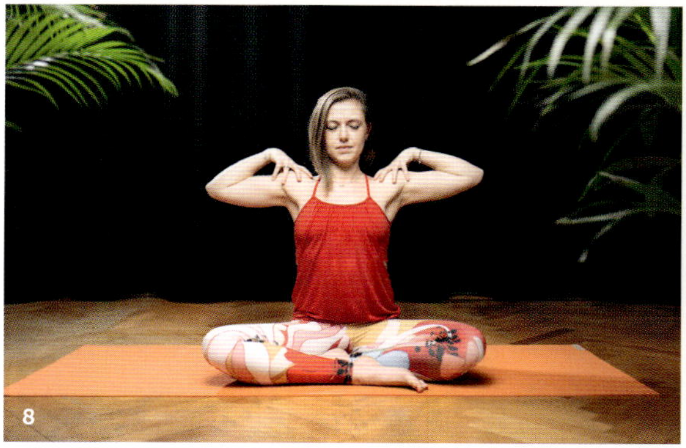

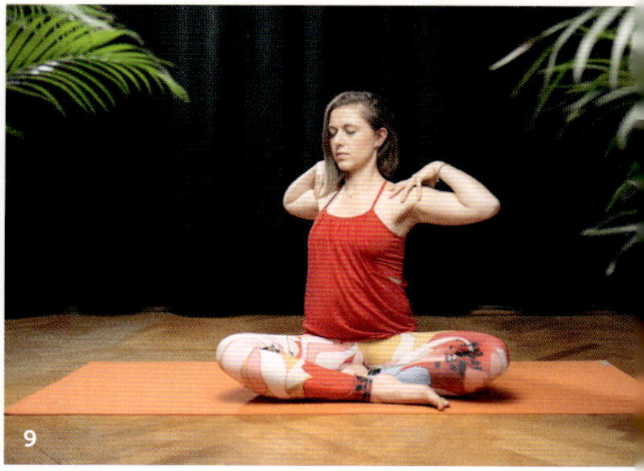

Lass die Hände bequem auf deinen Beinen liegen und wandere nun mit deiner Aufmerksamkeit weiter nach oben, zum Solarplexus. Stelle dir hier, zwischen Bauchnabel und Brustbein, einen Punkt vor, der kraftvoll und hell leuchtet wie die Sonne. Atme ein und hebe diese innere Sonne weit nach vorne und oben. Rolle dabei die Schultern nach hinten unten und die Schulterblätter zueinander. Wenn du möchtest, lege den Kopf in den Nacken. Komm mit der Einatmung in ein sanft geführtes Hohlkreuz. *(Bild 6)*

Wenn du ausatmest, ziehe den Sonnenpunkt in der Mitte deines Bauches weit nach innen und lass den Rücken breit werden wie bei einem starken Katzenbuckel. Senke das Kinn zum Brustbein und lass den Nacken lang werden. Einatmend bewege dich wieder nach vorne oben, ausatmend weit nach innen. Wiederhole diese Übung sanft fließend mit deiner Atmung. *(Bild 7)*

Komm nun wieder in deiner Mitte an, spüre auch dieser Bewegung nach. Kannst du wahrnehmen, dass das leichte Vibrieren sich im Körper nach oben bewegt hat? Wo kannst du Prana, die Lebensenergie, nun wahrnehmen, vielleicht in Form eines feinen Schwingens oder prickelnden Rieselns?

Lege nun deine Hände auf deine Schultern, die Daumen zeigen nach hinten. Hebe die Ellbogen leicht nach oben auf Schulterhöhe. Atme tief in dein Herz ein, während du dich nach links drehst. Bewege dich dann kraftvoll nach rechts mit der Ausatmung. Einatmend kommst du wieder zur linken Seite, ausatmend zur rechten. Einmal zeigt der linke Ellbogen nach vorne, einmal der rechte, wie Flügel, die aus deinem Herzen herauswachsen und kraftvoll schlagen. Lass das Kinn während der Übung über dem Brustbein und achte darauf, dass nicht dein Kopf, sondern dein Herz die Bewegung (und die Weite der Drehung) anführt. Achte auch während dieser Übung darauf: Welches Tempo wählst du? Fühlt sich die Bewegung weich fließend an oder nimmst du irgendwo im Rücken Spannungen wahr? Nimm jede Empfindung wertfrei an. *(Bild 8, 9)*

Bleibe in dieser Rechts-links-Bewegung, löse nur die Hände von den Schultern und lass die Arme nach oben zum Himmel steigen, als wären deine Hände die Knospe einer Pflanze, die sich aus der Erde heraus der Sonne entgegenstreckt. Wenn deine Handflächen sich schließlich über dem Kopf berühren, lass die Hände aneinandergelegt langsam nach unten zum Herzen sinken. Die Drehbewegung wird feiner und feiner, bis du beim Herzen und in der Ruhe ankommst. Spüre nach. *(Bild 10, 11)*

Lenke nun deine Aufmerksamkeit vom Herzen aus weiter nach oben, zu deiner Nasenspitze. Beginne damit, mit deiner Nasenspitze liegende Achten in die Luft vor dir zu zeichnen. So klein oder groß, so schnell oder langsam, wie es deinem aktuellen eigenen Rhythmus entspricht. Halte dein Herz sanft aufgerichtet und den Nacken lang. Wechsle nach einer Weile behutsam die Richtung.

Lass abschließend die Bewegung kleiner werden, bis die Nasenspitze wieder genau in der Mitte ruht. Atme tief nach unten in den Körper, über den Bauch zum Steißbein und weiter bis in die Füße. Halte für einen Moment die Einatmung, konzentriere dich auf diese Fülle. Lass erst dann ausatmend deine Aufmerksamkeit langsam und mit Leichtigkeit nach oben steigen, zum höchsten Punkt deines Kopfes, vielleicht sogar darüber hinaus. Tauche ein in ein stilles Beobachten dessen, was jetzt sein möchte. Verweile so lange im Beobachten, wie es für dich möglich und angenehm ist.

Nimm zum Schluss noch einige tiefe Atemzüge, durch die Nase ein, durch den Mund aus. Spüre noch einmal den gesamten Körper in seiner ganzen Kraft und Ruhe; spüre den gesamten Körper im Raum, der dich umgibt. Wenn du dich bereit fühlst, öffne langsam blinzelnd deine Augen.

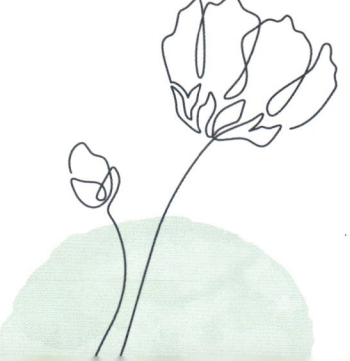

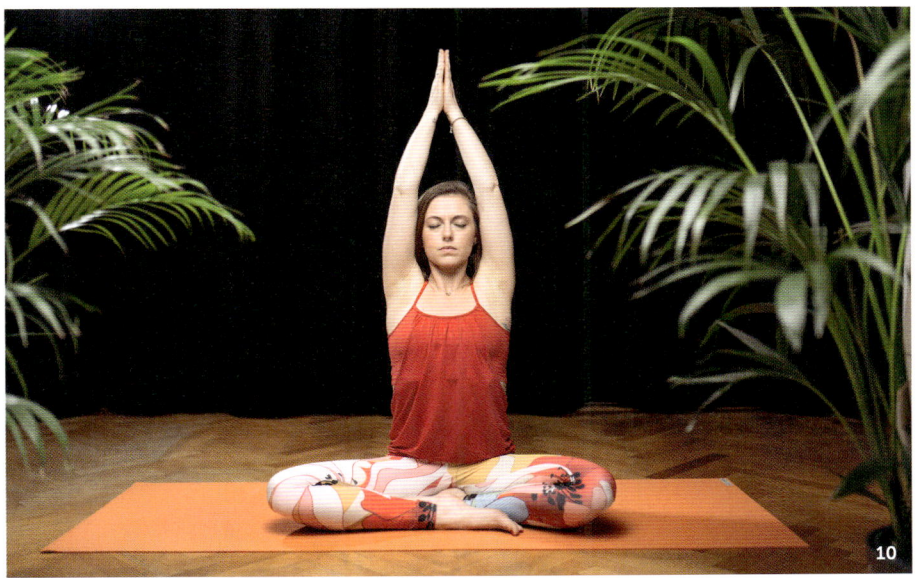

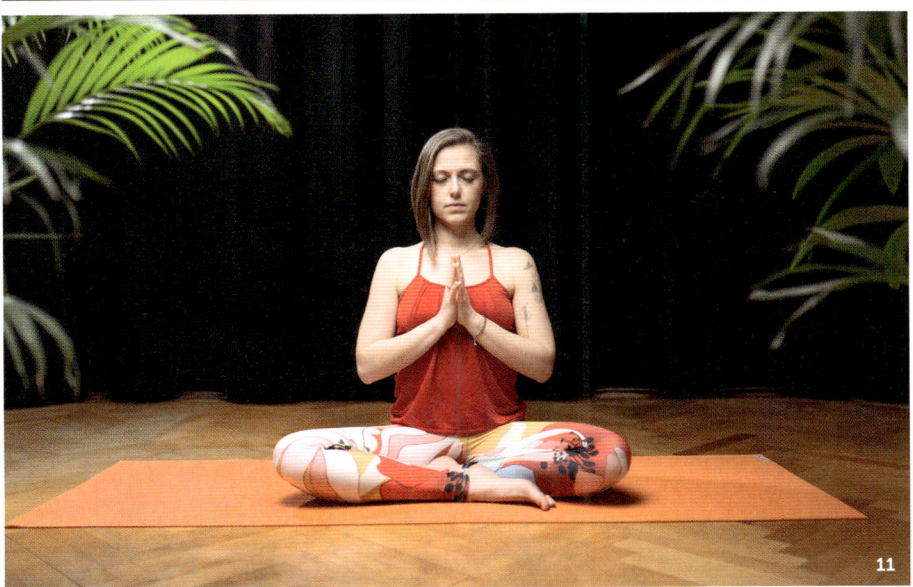

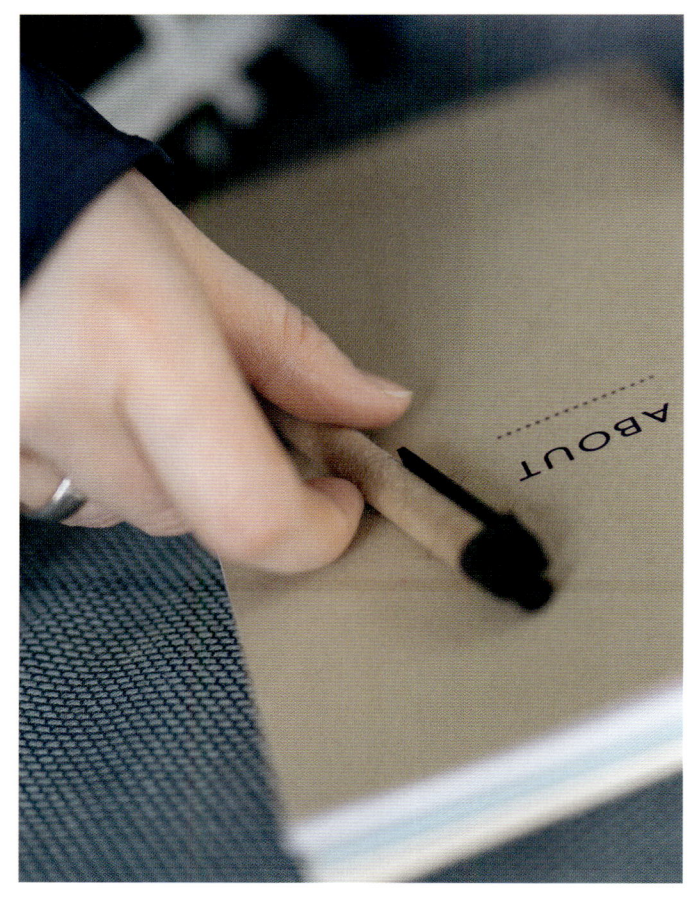

Details zu erkennen,
schafft neue Perspektiven.

DAS SCORE-MODELL

Das SCORE-Modell ist ein Coaching-Tool aus dem Bereich der Neuro-Linguistischen Programmierung (NLP). Es dient der Analyse von Ist-Zuständen und ermöglicht gleichzeitig einen Ausblick auf den gewünschten Zustand bzw. das Ziel. Dadurch, dass eine Situation systematisch beleuchtet wird und Überlegungen schriftlich festgehalten werden, neigt man nicht so leicht dazu, sich gedanklich zu verzetteln. Zudem liegen am Ende der Übung alle Aspekte Schwarz auf Weiß vor und können später jederzeit wieder zur Hand genommen werden, wenn man prüfen möchte, ob und inwiefern sich eine Situation verändert hat.

Du brauchst für diese Übung mehrere Blätter Papier oder ein Notizbuch sowie einen Stift, mit dem du gut und flüssig schreiben kannst.

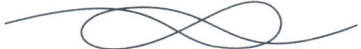

Gehe entsprechend der ganz linken Spalte in der Tabelle auf der folgenden Doppelseite vor. Notiere zuerst den Überbegriff (starte mit den Symptomen und gehe weiter zu den Gründen etc.) und anschließend darunter alles, was dir dazu einfällt. Bei der Beantwortung unterstützen dich die Hinweise in den rechtsstehenden Spalten in der Tabelle. Gehe schrittweise vor und nimm dir für jeden Bereich ausreichend Zeit, bis du das Gefühl hast, dass alles Relevante niedergeschrieben ist.

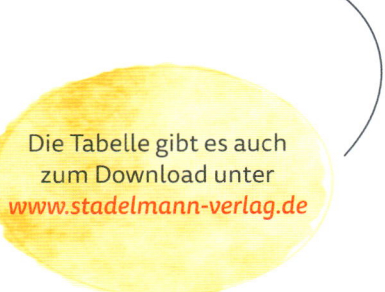

Die Tabelle gibt es auch
zum Download unter
www.stadelmann-verlag.de

S.C.O.R.E.:	Beschreibung	
Symptoms / Symptome	Istzustand (Gegenwart)	
Causes / Gründe	Ursache (Vergangenheit)	
Outcome / Ergebnis	Ziel (Zukunft)	
Resource / Werkzeuge	Fähigkeiten, Fertigkeiten, Unterstützung	
Effect / Auswirkungen	Vision / Meta-Ziel (Zukunft)	

Aussage	Frage
Jetzt gerade …	Wie geht es dir? Wo stehst du heute?
… weil …	Was ist der Grund?
Ich möchte …	Was möchtest du? Was ist dein Ziel?
… mit …	Was brauchst du dafür? Welche Unterstützung hättest du gern?
… um …	Wie wird es sein, wenn du dein Ziel erreicht hast?

Eine besondere Bedeutung kommt dem letzten Aspekt, der Vision, zu. Hilfreich dafür ist folgende Übung: Bevor du mit deinen Notizen beginnst, mach es dir bequem und schließe die Augen. Stell dir vor, dass über Nacht ein Wunder geschehen ist: Dein sehnlichster Wunsch hat sich erfüllt, du bist am Ziel angelangt und nun beginnt ein neues Leben für dich. Wie sieht dieses Leben aus? Wie fühlt es sich für dich an, am Ziel zu sein? Wo bist du in diesem Moment? Ist jemand bei dir? Wenn ja, wer? Woran merkt dein Umfeld, dass sich für dich etwas verändert hat und du dein Ziel erreicht hast? Was machst du jetzt, in deinem neuen Leben? Ist ein bestimmter Geruch oder Geschmack damit verbunden? Ein bestimmtes Gefühl? Eine bestimmte Tätigkeit? Eine bestimmte Umgebung? Wie sieht diese aus? Was hörst du? Nimm deinen Wunsch mit allen Sinnen wahr! Genieße mit allen Sinnen, am Ziel angekommen zu sein. Beobachte alles, was in dir und um dich herum passiert, und präge dir so viel wie möglich davon ein.

Nimm dieses Gefühl mit, wenn du langsam zurückkehrst in diesen Raum, auf die Sitzfläche unter dir, in deinen Körper. Nimm noch einige tiefe Atemzüge. Und wann immer du dich bereit fühlst, öffne langsam die Augen.

Schreibe jetzt – ohne viel nachzudenken – nieder, wie es in deiner Vorstellung war, am Ziel angekommen zu sein.

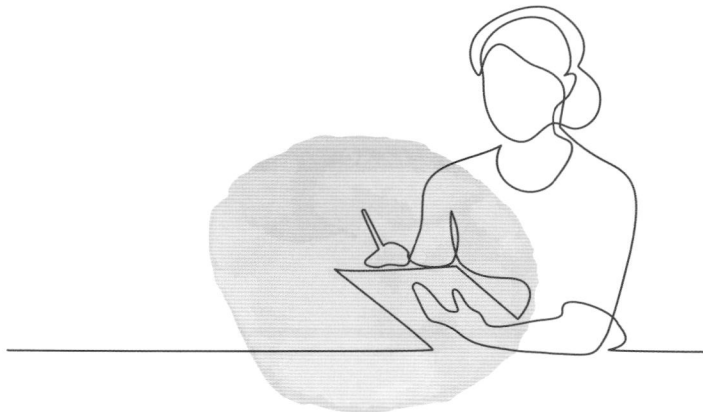

FORMULIERUNG EINES ZIELS

Was mir sowohl am Mentaltraining als auch am Yoga und Tantra gefällt, ist der Fokus auf das Hier und Jetzt als Basis für das Ziel, das ich erreichen möchte. Im Yoga sprechen wir oft von einem *Sankalpa*, einem Wunsch, einer Absicht bzw. einem Vorsatz, der unserem Inneren entspringt und sich meist ganz von selbst formuliert, wenn wir tief in der Entspannung und gut verbunden mit allen Teilen unseres Seins sind. Dieser Wunsch sollte positiv, aktiv und in der Gegenwart ausgedrückt und so oft wiederholt werden (durch Denken, Aussprechen, Aufschreiben oder Ähnliches), bis er sich entweder erfüllt hat oder aber sich nicht mehr gültig anfühlt. Dass ein Sankalpa nicht mehr relevant für uns ist, erkennen wir häufig auch daran, dass wir uns nicht mehr an den genauen Wortlaut erinnern können und sich ein neuer Wunsch in unserem Herzen bildet.

Auch im Mentaltraining kommt der Formulierung von Zielen eine große Bedeutung zu. Diese sollten „wohlgeformt" sein und folgende Kriterien erfüllen:

- Das Ziel ist positiv formuliert und enthält keine Verneinungen. Ein Beispiel: „Ich werde geduldig und liebevoll auf die Bedürfnisse meines Kindes eingehen" als Zielsatz anstelle von „Ich werde nicht mehr schimpfen". Stecken wir in einer Situation, die wir ändern möchten, schon sehr tief drinnen, kann es gelegentlich vorkommen, dass der Blick über den aktuellen Tellerrand hinaus in Richtung Ziel schwerfällt. Es ist meist einfacher zu sagen, was wir nicht möchten bzw. *wovon* wir frei sein möchten. Das Entscheidende – nicht nur im Mentaltraining – aber ist zu definieren, was ich stattdessen möchte, also *wofür* ich frei sein möchte. Enthält die Zielformulierung Verneinungen wie „nicht" oder „kein", blicken wir noch zu sehr auf das, was künftig nicht mehr da sein soll. Entscheidender ist aber der Fokus auf die Anwesenheit von etwas, beispiels-

77

weise das angenehme Gefühl, das ich haben werde, wenn ich am Ziel angekommen bin. Feile so lange, bis dein Zielsatz genau das zum Ausdruck bringt.

○ Ein wohlgeformtes Ziel ist aktiv formuliert und ich kann es aus eigener Kraft erreichen. Dies ist sehr wichtig, denn häufig übertragen wir unsere eigene Unzufriedenheit, unsere persönlichen Wünsche und Bedürfnisse auf andere. So wäre es nicht zielführend zu sagen: „Mein Kind muss lernen, alleine einzuschlafen." Natürlich kann ich jemanden zu etwas zwingen, um meine Vorstellungen durchzusetzen – zielführend wird es jedoch nicht sein. Besser wäre in diesem Fall, bei mir selbst, in meinem aktiven Handlungsbereich zu beginnen und zu sagen: „Ich werde für mein Kind eine angenehme Einschlafatmosphäre schaffen, die es ihm erleichtert, alleine einzuschlafen." Dies ist etwas, das ich beeinflussen und steuern kann, denn es bedarf meiner Aktivität und Handlungsbereitschaft.

○ Entsprechend dem Spruch „Vergleiche sind der Anfang aller Unzufriedenheit" sollten wir auch vermeiden, in Zielsätzen auf andere zu schielen. Das Erreichen von Zielen ist stets mit einem individuellen, ganz persönlichen Weg verbunden. „Ich werde einen besseren Geburtstagskuchen in den Kindergarten mitgeben als die Mama von Paul!" hat als Vorsatz eine ganz andere Energie als: „Ich werde heuer den Geburtstagskuchen noch schöner verzieren als letztes Jahr."

○ Ein entscheidendes Kriterium wohlgeformter Ziele ist auch, dass mein Vorsatz nicht im Widerspruch steht mit anderen Zielen und Werten. Einen schöneren Geburtstagskuchen zu zaubern als letztes Jahr ist für sich genommen ein wohlgeformtes Ziel. Habe ich jedoch am Abend vor der Kita-Geburtstagsfeier eine wichtige Veranstaltung meiner Firma, die ich nicht verpassen kann und möchte, kann dies unter Umständen einen Konflikt bedeuten, wenn dadurch die Zeit zum Kuchenbacken begrenzt ist.

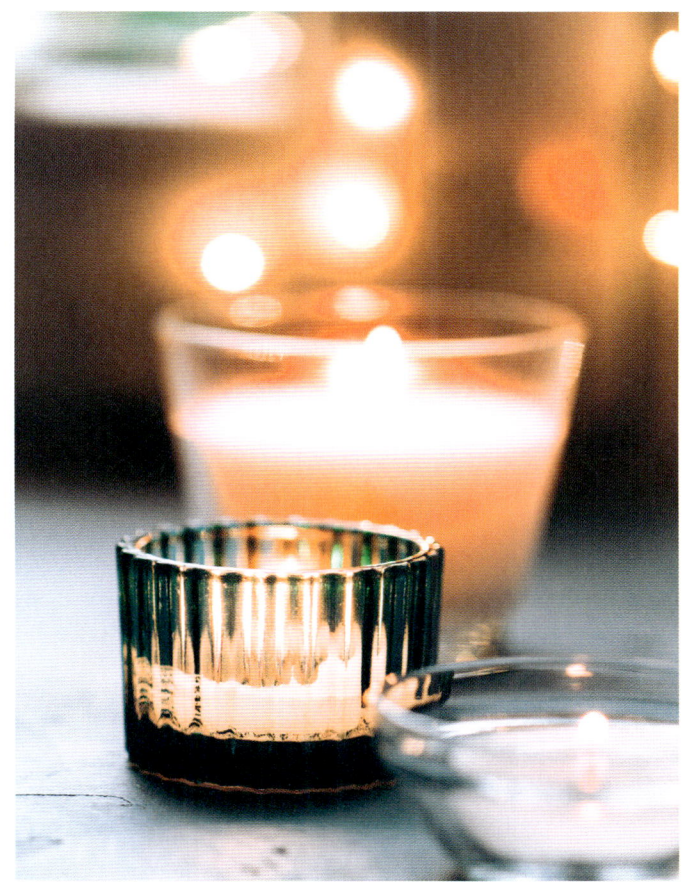

Klar formulierte Ziele
sind das erste erhellende
Schlüsselerlebnis.

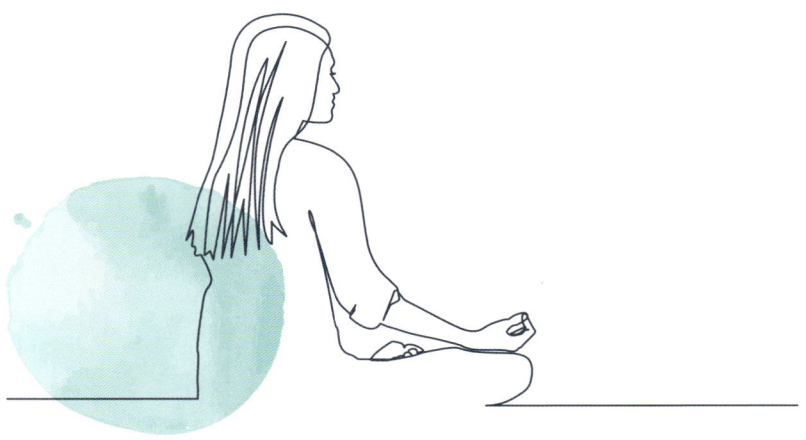

STEP 1: DAS SANKALPA ERSPÜREN

Ein Sankalpa wird nicht willentlich gefasst, sondern entsteht aus einem tieferen Bereich unseres Seins heraus, den wir unser „emotionales Herz" nennen könnten. Dein Herz spürt, was du brauchst. Spürst du es auch? Vielleicht hast du nur eine vage Vermutung, dass sich etwas ändern sollte und könnte, kannst es aber nicht genauer beschreiben. Dann kann es hilfreich sein, dich in die Situation hinein zu entspannen, im Kopf auf Pause zu drücken und einfach zu beobachten, was dein Innerstes dir mitteilen möchte.

In meiner Arbeit als Mentaltrainerin hatte ich vor einiger Zeit ein sehr schönes Erlebnis: Eine Klientin kam mit einem konkreten Thema zu mir und wir begannen zügig mit der Bearbeitung. Doch an einem bestimmten Punkt kamen wir nicht weiter. Es fühlte sich für sie nicht stimmig an. Anstelle von weiteren Mentaltechniken lud ich die Klientin zu einer angeleiteten Meditation ein. Als sie tief entspannt auf der Yogamatte lag, bat ich sie hinzuhorchen, welches Ziel, welches Sankalpa auftaucht. Überraschenderweise tauchte nun etwas ganz anderes auf als das Thema, mit dem sie zu mir gekommen war. Wir griffen dieses Sankalpa auf und die Klientin merkte bald, dass sich auch in den Bereichen, die sie ursprünglich beschäftigt hatten, wie von Zauberhand Leichtigkeit und Freude einstellte.

Solltest du in einer ähnlichen Situation sein, kann es helfen, mit der Gefäßübung oder einer anderen Entspannungstechnik deiner Wahl zu beginnen, um den Verstand zu beruhigen und deinem weisen Herzen mehr Platz einzuräumen.

Nicht alle Menschen können sich gleich auf diesen Zugang einlassen. Wer mehr Kopfmensch ist und gerne analytisch vorgeht, kann zunächst das SCORE-Modell nutzen und sich beim letzten Schritt, der Erarbeitung eines Ziels, in tiefere Schichten vorwagen. Wenn du die Auswirkungen visualisierst: *Fühlt* sich die willentlich gesetzte Intention deines Kopfes gut an? Wenn ja, bist du auf dem richtigen Weg. Falls nein, kann es darauf hindeuten, dass sich Kopf und Herz noch nicht einig sind, in welche Richtung dich dein Weg führen wird. Wiederhole die Übung regelmäßig und achte darauf: Ist der Wunsch eine reine „Kopfgeburt" oder kommt er aus dem Herzen, aus dem Bauch heraus?

STEP 2: DAS ZIEL FORMULIEREN

Wenn du eine erste Formulierung deiner Intention gefunden hast, nimm die Liste der Wohlgeformtheits-Kriterien zur Hand. Überprüfe damit dein Sankalpa, deinen Herzenswunsch, rational. Vielleicht musst du noch Anpassungen vornehmen. Stell dir dazu die folgenden Fragen: Ist das Ziel so formuliert, dass ich es aus eigener Kraft heraus erreichen kann? Ist es positiv formuliert und frei von Verneinungen?

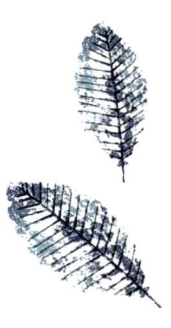

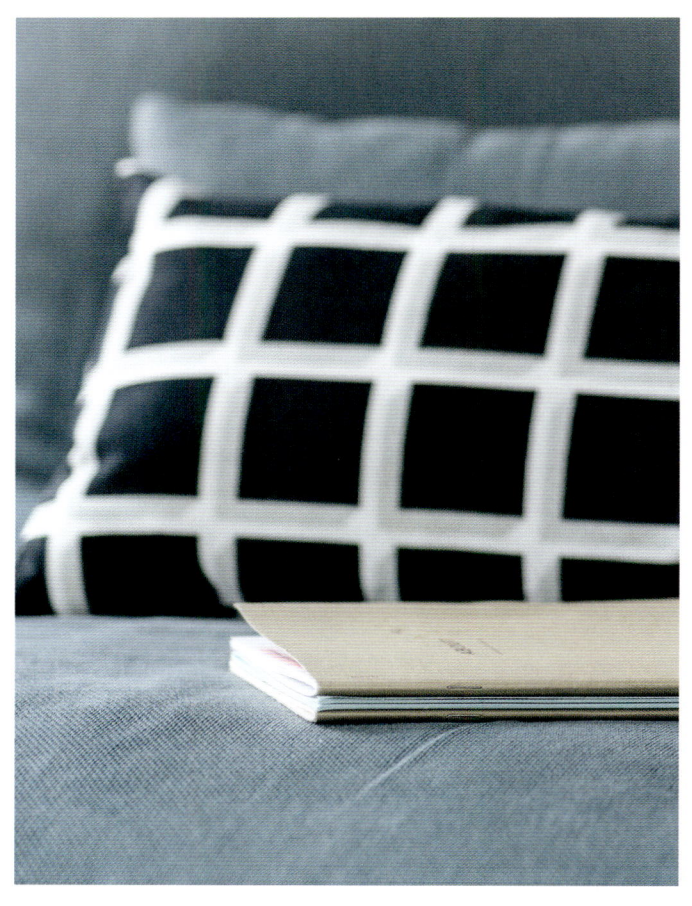

*Nachhaltige Erfolge
basieren auf Gelassenheit.*

Ist es mir dienlich, ohne dass andere wesentliche Werte und Ziele verletzt werden? Ist es das, was *ich* möchte, oder vergleiche ich mich noch zu sehr mit anderen? Ist das Ziel kurz, klar und prägnant formuliert?

Bei diesem Schritt darf dein Kopf wieder aktiv werden. Schaffe eine mental stabile Basis für dein Herzensanliegen.

STEP 3: DEM ZIEL LEBEN EINHAUCHEN

Es macht einen großen Unterschied, ob ich einen Wunsch, ein Ziel nur im Kopf formuliere – oder ob ich es nach außen trage. Hauche deinem Zielsatz Leben ein, indem du ihn laut aussprichst oder mit anderen darüber redest. Eine besonders schöne Form des aktiven Visualisierens ist es, den Zielsatz aufzuschreiben. Bringe deinem Ziel Wertschätzung entgegen. Nimm einen schönen Stift und passendes Papier und lass dir beim ordentlichen Niederschreiben Zeit. Vielleicht möchtest du deinen Satz auch verzieren oder rahmen? Jedenfalls solltest du deinen Zielsatz anschließend irgendwo platzieren, wo du im Alltag oft daran erinnert wirst: An den Kühlschrank pinnen, ins Tagebuch heften, hinter den Badezimmerspiegel klemmen, an die Tür gegenüber der Toilette kleben – was immer sich für dich stimmig anfühlt.

Hast du deine aktuelle Situation analysiert und das Thema, mit dem du arbeiten möchtest, klar und als Ziel formuliert, kannst du mit einem der folgenden Kapitel im Buch weitermachen. Wähle eines, das dich gerade besonders anspricht. Ob Selbstfürsorge, Klarheit, Energie, Selbstvertrauen oder Verbundenheit mit Kind und Partner: In den folgenden Kapiteln findest du Übungen für Körper, Geist und Herz, die dich dabei unterstützen, immer wieder ins Mama-Gleichgewicht zurückzufinden.

KAPITEL 3

FREUDE

Erkennen, was ich brauche

ÜBUNGEN FÜR MEHR SELBSTFÜRSORGE

„NUR WER IN SICH SELBST WURZELT, KANN ANDEREN FLÜGEL SCHENKEN."

JOHANNES GUTMANN

Bei den Sicherheitsunterweisungen im Flugzeug heißt es stets: „Im Falle eines Druckverlustes ziehen Sie zuerst die eigene Sauerstoffmaske über Nase und Mund, erst dann helfen Sie Kindern und anderen Mitreisenden." Ein sinnvoller Hinweis, der sich leicht auf das Mama-Sein übertragen lässt: Nur wenn es mir gut geht, kann ich gut für meine Kinder sorgen. Wissen wir alle. Haben wir tausendmal gehört und gelesen. Aber: Leben wir auch danach? Wie viel Platz hat unser eigenes Wohlbefinden im Alltag mit kleinen Kindern, die ihre Wünsche und Bedürfnisse meist sehr viel schneller, deutlicher und vehementer zum Ausdruck bringen als wir selbst?

Zuallererst geht es also im Training fürs Mama-Gleichgewicht um Selbstfürsorge – und dabei darf die Liebende klarer zu Wort kommen. Denn: Erfahrungsgemäß gehen vor allem wir Mütter mit uns selbst sehr kriegerisch um. Wir kämpfen für das Wohl unserer Kinder – und überschreiten dabei nicht selten unsere körperlichen, mentalen und emotionalen Grenzen. Mit den Folgen dieses Raubbaus werden wir über kurz oder lang alle irgendwann konfrontiert – und ein dauerhaft verspannter Nacken ist da oft noch das Harmloseste. Nicht selten überträgt sich die Lieblosigkeit uns selbst gegenüber auf unsere Kinder und Partner – in Form von Unzufriedenheit, Ungeduld, Wut…

Es heißt, so wie wir mit unserem Kind sprechen, so wird später seine innere Stimme klingen. Eigentlich beginnt es noch sehr viel früher: So wie wir uns gegenüber uns selbst verhalten, so werden wir mit unserem Kind umgehen. Demnach ist Selbstfürsorge sehr viel mehr als kurzfristiger Egoismus – es ist ein allumfassendes und langfristiges Kultivieren von Achtsamkeit.

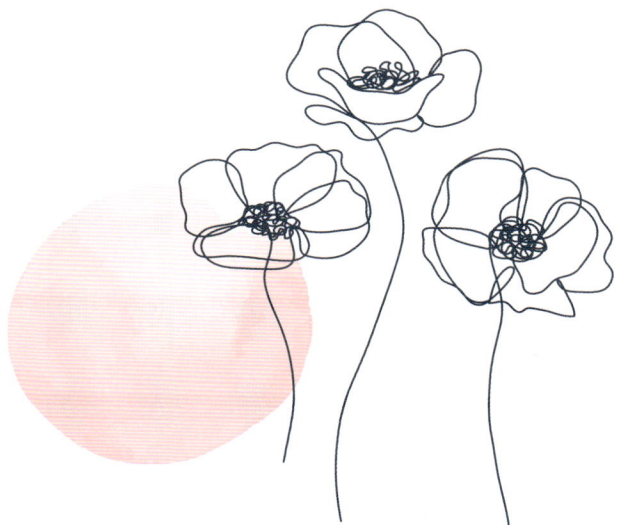

SELBSTFÜRSORGE-MENÜ

Was brauche ich, damit es mir gut geht? Das SCORE-Modell hat hier vielleicht bereits wertvolle Hinweise geliefert hinsichtlich der vorhandenen und noch benötigten Werkzeuge, die dabei helfen können, ans Ziel zu kommen.

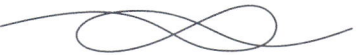

Nimm dir das S C O R E -Modell nochmals zur Hand und lies dir durch, was du unter „Resources" aufgeschrieben hast. Bestimmt gibt es noch sehr viel mehr, was du gerne machst und was dir guttut. Nimm einen neuen Zettel zur Hand und liste alles auf, was du an Werkzeugen fürs Wohlbefinden zur Verfügung hast.

Fragen zur Unterstützung:

- Was hat dir früher geholfen, ins Gleichgewicht zurückzufinden, wenn es dir nicht gut gegangen ist? Was davon würdest du gerne wieder öfter nutzen? Wie lässt sich das in deinen aktuellen Alltag integrieren? Was früher geholfen hat, dich in deine Ruhe oder Kraft zu bringen, hilft vielleicht auch heute noch – einen Versuch ist es wert!

- Was nutzt du aktuell, um für dich zu sorgen? Was tut dir gut? Achte dabei auch bewusst auf kleine, alltägliche Dinge: Ein entspannendes Bad oder eine erfrischende Dusche, Lieblingsmusik hören, ein paar Mal tief durchatmen, eine Tasse Kaffee oder ein Stück Schokolade genießen während der Mittagsruhe der Kinder, einen Schnulzensong anhören, der dich zu Tränen rührt … Lenke bewusst auch den Blick auf die kleinen Lichtblicke im Familientrubel, die wir viel zu selten wertschätzen.

- Was fehlt dir noch? Was würdest du gerne an Neuem in deinem Leben etablieren, weil es zu deinem Wohlbefinden beitragen könnte? Dir ein inspirierendes Buch zu deinem Thema kaufen (und dir die Zeit nehmen, es auch wirklich zu lesen), ein Tagebuch führen, dich für einen Yogakurs anmelden … Schalte hier für einen Moment die innere Kritikerin aus, die dir gleich wieder einflüstern möchte, dass du dafür ja wegen der Kinder zu wenig Zeit hast. Diese Stimme darf Pause machen! Schreib dir vom Herzen, nach welcher Unterstützung du dich sehnst!

Et voilà! Du hast dir soeben ein Selbstfürsorge-Menü zusammengestellt. Ähnlich wie deinem Zielsatz möchtest du ihm bestimmt Wertschätzung entgegenbringen. Du kannst den Zettel (vielleicht sind es ja auch mehrere) wieder verzieren, ihn rahmen und aufhängen oder zumindest irgendwo aufbewahren, wo du ihn schnell zur Hand hast, wenn die Selbstfürsorge mal wieder zu kurz kommt.

Es klingt einfach, doch dich bewusst auf deine Ressourcen zu konzentrieren und sie schriftlich aufzulisten, ist eine wertvolle Hilfe in Situationen, in denen es dir nicht so gut geht. Denn dann neigen wir dazu, den Fokus auf das Positive und Hilfreiche zu verlieren. In solchen Momenten kannst du dein Selbstfürsorge-Menü schnappen und – ähnlich wie bei einer Speisekarte im Restaurant – das auswählen, worauf du im jeweiligen Moment gerade am meisten Lust hast.

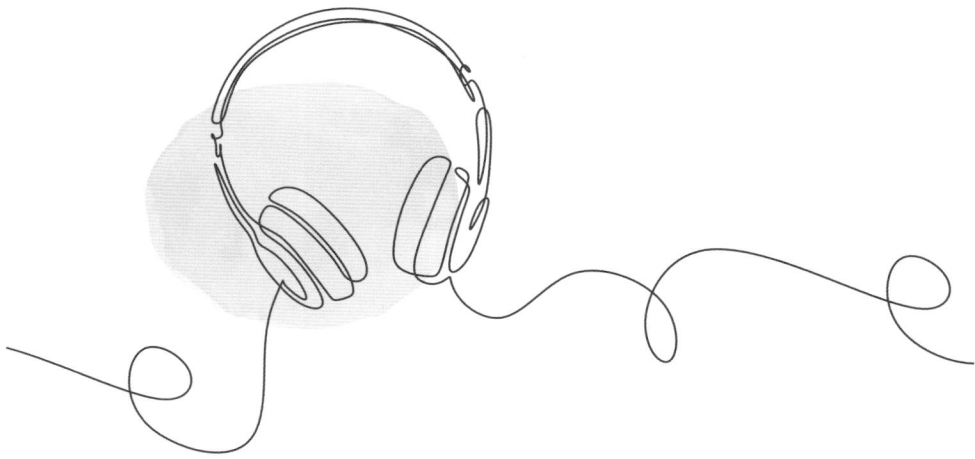

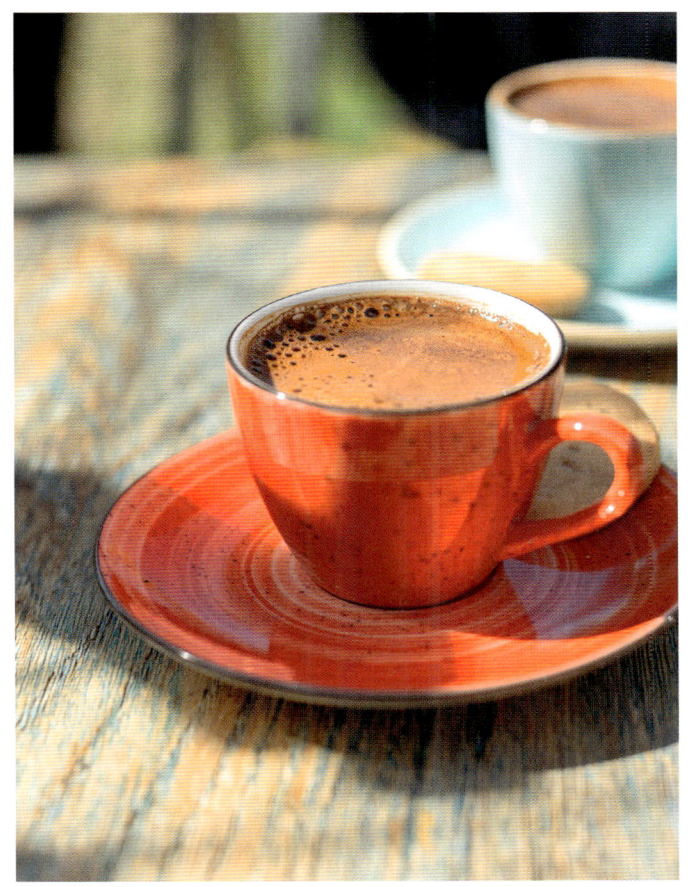

Auch Kleines kann große Freude bewirken.

SELBSTFÜRSORGE-TAGEBUCH

Allein mit dem Herausfinden, was dir guttut, ist es aber noch nicht getan – diese Ressourcen und Werkzeuge wirklich zu nutzen, ist entscheidend. Am besten solltest du dir täglich Zeit dafür nehmen – und wenn es nur der geliebte Nachmittagskaffee ist, den du bewusst genießt, während die Kinder sich ausruhen oder gerade einmal friedlich spielen. Ein liebevoller, achtsamer Umgang mit den eigenen Bedürfnissen, Wünschen und Zielen und dafür zu sorgen, dass diese Bedürfnisse auch erfüllt werden, ist wichtig für die Seele. Es sollte so selbstverständlich wie das tägliche Zähneputzen werden.

Wie kümmerst du dich um dich selbst? Regelmäßig? Oder nur gelegentlich? Bist du dir dessen bewusst? Ein Bewusstsein dafür zu entwickeln, ist aufschlussreich und unterstützt dich dabei, Mangelzustände aufzudecken sowie wertvolle Momente der Selbstfürsorge festzuhalten. Ein Tagebuch ist hierfür ein hilfreiches Werkzeug.

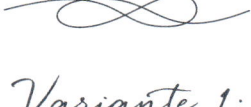

Variante 1:

Besorge dir ein schönes Notizbuch und trage täglich ein, auf welche Weise du dich heute um dich gekümmert hast. Vielleicht möchtest du noch einen Schritt weitergehen und dazuschreiben, wie es sich angefühlt hat bzw. auf welche Weise du gemerkt hast, dass es dir guttut (z. B. kannst du vermerken, dass deine Rückenverspannungen weniger geworden sind, als du in der warmen Badewanne gelegen bist, oder dass schon der Duft des Kaffees für ein wohliges Gefühl im Bauch gesorgt hat). Du wirst bald feststellen, dass du feinfühliger wirst und sich das gewünschte positive Gefühl schneller einstellt, einfach dadurch, dass du Wohltuendes achtsamer genießt. Blättern wir durch alte Tagebucheinträge, erkennen wir dank des zeitlichen und emotionalen Abstandes auch sehr gut unsere Muster: Wann fällt es dir leicht(er), dich um dich selbst gut zu kümmern? Wann ist es schwieriger? Was sind Gründe dafür? Wann sehnst du dich nach mehr Streicheleinheiten für deine Seele? Und wann steckst du es besser weg, wenn der Alltag dafür wenig Raum lässt? Vielleicht kannst du so Zyklen und Phasen der Selbstfürsorge herausfinden.

Variante 2:

Wenn Schreiben nicht so deins ist, kannst du dein Selbstfürsorge-Menü auch als Checkliste gestalten und kopieren (oder am Computer formatieren und mehrmals ausdrucken). Notiere dir am oberen Rand des Zettels das Datum und hake täglich ab, welche deiner Ressourcen und Werkzeuge du genutzt hast, um dir selber Gutes zu tun. Sollte dir an manchen Tagen auf der Liste etwas fehlen, das du dir gegönnt hast, ergänze einfach am Ende den jeweiligen Punkt. So entdeckst du auch gleichzeitig neue wertvolle Möglichkeiten der Selbstfürsorge.

Sammle deine Notizen in einer Ringmappe oder Ähnlichem, sodass du auch später noch Zugriff darauf hast.

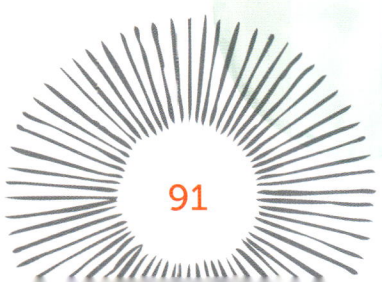

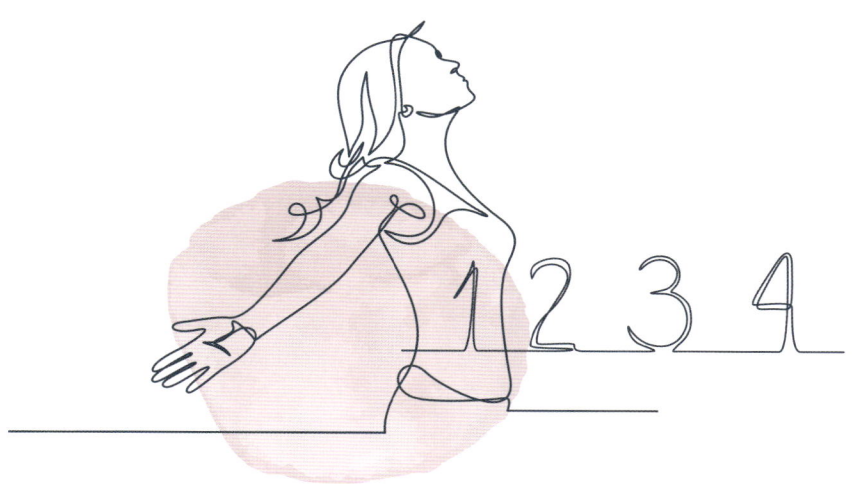

YOGA-VOLLATMUNG

Die Atmung ist wie ein sehr, sehr guter Freund: Auch geduldig für dich da, wenn deine Aufmerksamkeit gerade auf etwas anderes gerichtet ist. Wie oft am Tag atmest du bewusst? Wie oft am Tag ist dir bewusst, dass jede Einatmung neue Energie bringt und jede Ausatmung einen Hauch Befreiung und Gelöstheit birgt? *Purna*, die Yoga-Vollatmung, zielt darauf ab, die Atmung nicht nur zu beruhigen, sondern auch zu vertiefen und das Atemvolumen zu steigern, sodass die Atmung dir insgesamt bessere Dienste leisten kann. Es ist eine sehr einfache Atemübung, die mühelos in den Alltag integriert werden kann, da du sie auch dann ausführen kannst, während du mit anderem beschäftigt bist (beispielsweise damit, verschütteten Saft unter dem Esszimmertisch aufzuwischen).

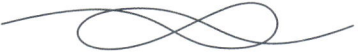

Stelle dir deinen Oberkörper als drei miteinander verbundene Bereiche vor: Bauch und unterer Rücken, Brust und mittlerer Rücken, Schultern und oberer Rücken. Fülle und entspanne nun mit jeder Ein- und Ausatmung alle drei Atemräume nacheinander. Atme zuerst ein Drittel in den Bauch ein, dann in die Brust und schließlich ein letztes Drittel bis unter die Schulterblätter. Halte die Einatmung und bleibe für einen kurzen Augenblick in der Fülle. Lass dann den Atem langsam auf drei Etappen in umgekehrter Richtung wieder ausströmen: Entspanne zuerst die Schultern, dann die Brust und zum Schluss den Bauch. Genieße einen Moment die Leere – und lass die nächste Einatmung erneut Stück für Stück einströmen.

Anfangs ist es hilfreich, stückweise ein- und auszuatmen, um ein besseres Gespür für die einzelnen Atemräume zu entwickeln. Lass dieses Auffüllen und Entleeren dann immer fließender geschehen. Um Ein- und Ausatmung sowie die kurzen Pausen dazwischen in ein Gleichgewicht zu bringen, kannst du auch mitzählen. Nimm einige tiefe Atemzüge, bis du merkst, dass sich Gelassenheit in dir ausbreitet:

Einatmen: 1, 2, 3, 4 – Pause: 1, 2, 3, 4 – Ausatmen: 1, 2, 3, 4

Erinnere dich nicht nur in herausfordernden Zeiten an die Bedeutung einer tiefen, ruhigen Atmung! Baue die Übung so oft wie möglich in den Alltag ein. Wenn du Zeit hast, positioniere dich – je nach Tageszeit und Stimmung – bequem im Sitzen oder Liegen und schließe die Augen. Führe die Übung mindestens 3 – 5 Minuten aus und steigere langsam die Dauer. Beobachte dabei die Gedanken, die auftauchen, kehre aber immer wieder mit deiner Aufmerksamkeit zurück zu deinem Körper, deiner Atmung und dem, was im Hier und Jetzt relevant ist.

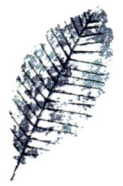

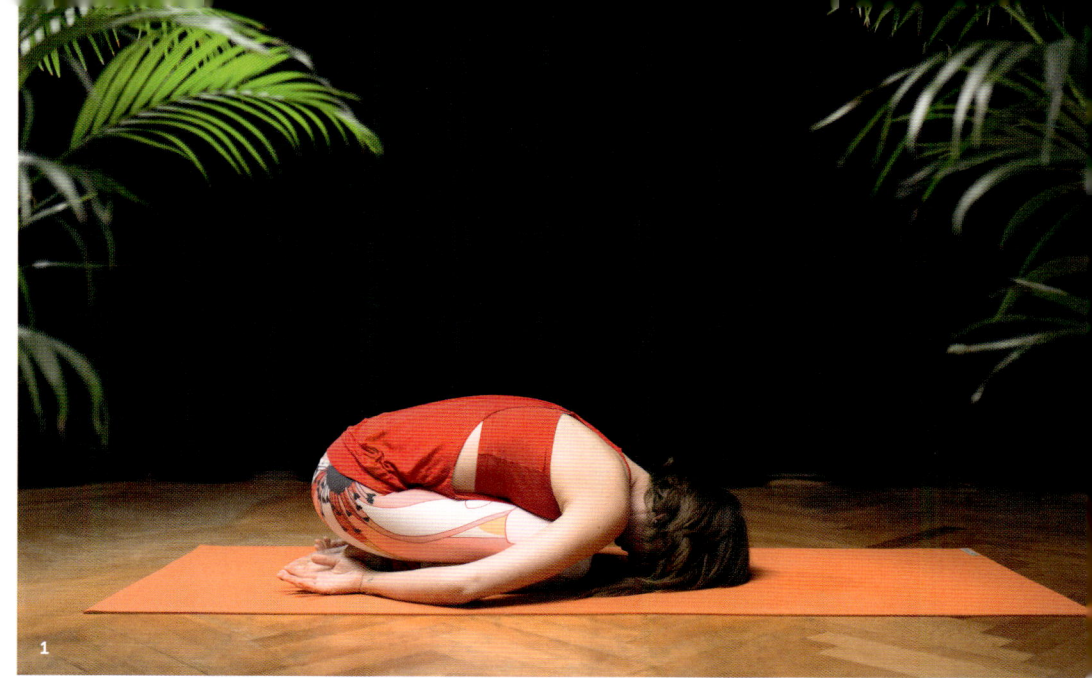

POSITION DES KINDES

Das Kind ist eine beliebte *Asana* (Körperhaltung) mit regenerativ-beruhigendem Charakter. Sie erdet den ganzen Körper und insbesondere den Kopf, der am Boden abgelegt wird. Achte darauf, dass dein Gesäß sich entspannt nach unten auf die Fersen absenkt. So kann der Rücken in alle Richtungen entspannen. Mir gefällt das Bild von schmelzender Schokolade: Du stellst dir vor, dass dein Rücken wie Schokolade in der Sonne ganz warm und weich wird und über den Nacken bis zum Kopf, über das Steißbein zu den Fersen und über die Körperseiten zum Boden entspannt zerfließt. Lass diese Entspannung auch über den Hinterkopf und den Scheitel bis vor zum Gesicht wandern und die Gesichtszüge weich werden. Oftmals braucht der Körper dafür etwas mehr Zeit. Bleibe also mindestens 3 Minuten in dieser Haltung; nach Möglichkeit gerne auch länger. *(Bild 1)*

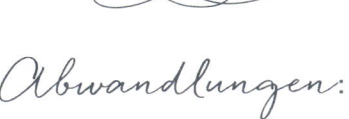

Abwandlungen:

Der Druck der Oberschenkel gegen den Bauch ist, verbunden mit tiefer Bauchatmung, eine sanfte Massage für die Organe (empfehlenswert bei Periodenschmerzen) und regt die Verdauung an, kann aber manchmal als unangenehm empfunden werden. Dann können die Knie zu den Seiten geöffnet werden. Die großen Zehen berühren sich, der Oberkörper sinkt zwischen den Oberschenkeln Richtung Boden.

Sollte es unangenehm für die Schultern sein, die Arme nach hinten abzulegen, können sie auch nach vorne gebracht werden. Diese Variante erzeugt Weite an den Körperseiten, was vor allem die Einatmung positiv beeinflusst. Wer möchte, kann die Arme auch anwinkeln und die Stirn auf den Händen abgelegen. *(Bild 2)*

Sollte die Übung mit dem Gesäß auf den Fersen zu intensiv für die Knie sein, kannst du das Becken auch anheben und nur den Kopf vorne auf dem Boden oder den Händen ablegen. Um stabil zu bleiben, achte darauf, dass du mit dem Gesäß über den Knien bleibst und den Oberkörper nicht zu weit nach vorne streckst. *(Bild 3)*

Trau dich, intuitiv das für dich Richtige zu wählen! Es geht uns hier nicht um Perfektion, sondern um individuelle Entspannung, und diese lässt sich nicht in jeder Phase und jeden Tag auf dieselbe Weise herstellen.

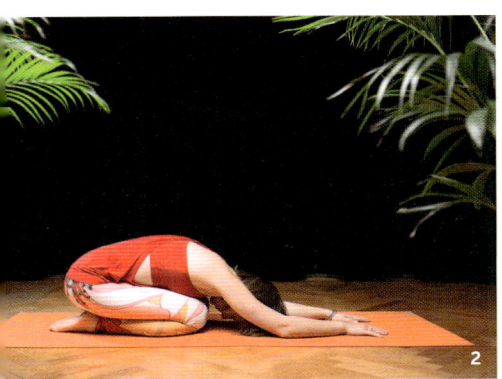

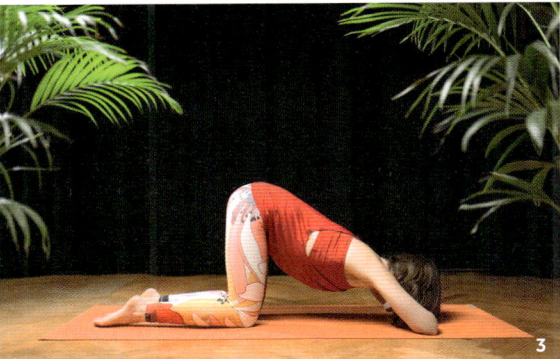

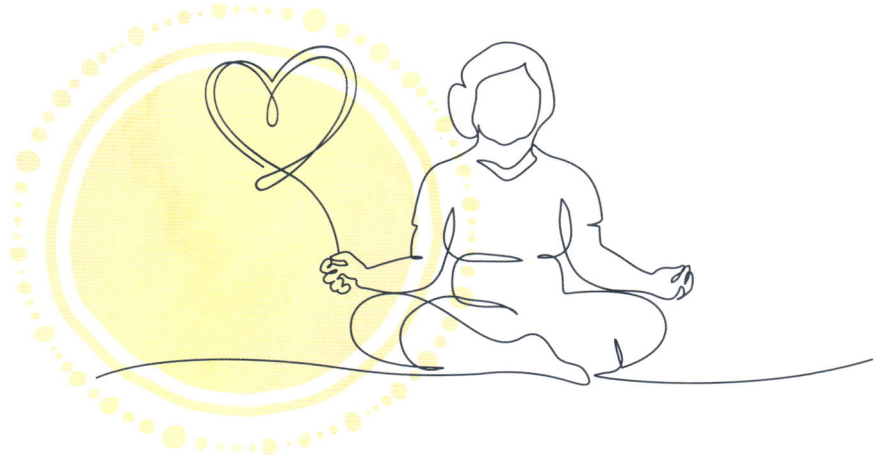

SICH SELBST EIN SEGEN SEIN

W arum warten, bis das Gute von außen kommt? Selbstfürsorge bedeutet, sich selbst ein Segen zu sein und das Gefühl von „Ich bin wertvoll" nicht von anderen abhängig zu machen. Es bedeutet, nicht nur anderen gegenüber die Liebende zu sein, sondern auch sich selbst liebevoll oder zumindest wertschätzend zu begegnen.

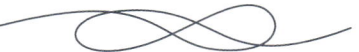

Nimm eine bequeme Sitzposition ein. Nimm einige tiefe Atemzüge – durch die Nase ein, durch den Mund aus – und schließe die Augen, wenn du dich bereit fühlst.

Lass nun vor deinem inneren Auge ein liebevolles Bild von dir selbst entstehen. Was magst du an deinem Körper? Welche positiven Merkmale nimmst du äußerlich wahr? Schau dann noch genauer hin: Was magst du an deinem Inneren? Welche Stärken schätzt du an dir, welche Charaktereigenschaften? Was immer dir an Gutem einfällt, darf Platz finden. Lass dir Zeit, damit dein Bild detailreich vor deinem inneren Auge entstehen kann. Genieße diesen liebevollen, wertschätzenden Blick auf dich selbst. Erlaube dir, dich zu loben! Jetzt ist Zeit dafür.

Wenn du ein angenehmes Bild von dir hast, sprich deinen Segenswunsch gedanklich oder auch laut aus:

„Ich segne mich und all das Gute und Schöne an und in mir."

Gerne kannst du auch deine eigenen Worte für diesen Segen finden. Wiederhole den von dir gewählten Satz einige Male in tiefem Vertrauen.

KAPITEL 4

Gelassen bleiben im Sturm

ÜBUNGEN FÜR MEHR KLARHEIT

„AM RUHIGEN FLUSS IST DAS UFER VOLLER BLUMEN."

AUS CHINA

Gelegentlich ist der Mama-Alltag ganz schön turbulent. Oft toben äußere Stürme und wir fühlen uns zum Kampf herausgefordert: Ein trotziges Kind, das auf Konfrontation aus ist; ein weinendes Kind, das nicht beim Babysitter oder in der Betreuungseinrichtung bleiben möchte; unregelmäßiger Babyschlaf, wegen dem ich es nicht mehr rechtzeitig zum Einkaufen schaffe; eine Oma, die der Meinung ist, das Kind müsste bei dem Wetter wärmer angezogen sein – Gründe gibt's genug. Oft gehen diese äußeren mit inneren Stürmen einher: Ich bin genervt, weil mein trotziges Kind die Grenzen meiner Komfortzone überschreitet. Ich fühle mich schuldig, weil das Kind nicht beim Babysitter bleiben möchte, ich aber dringend Zeit für mich brauche. Ich bin gestresst, weil ich die Mutter-Rolle ebenso gut erfüllen möchte wie meine anderen Rollen. Ich fühle mich hin- und hergerissen zwischen meiner Intuition und der Erfahrung der Oma.

Wir alle kennen diese oder andere Situationen, in denen uns die Objektivität, der Überblick und damit die Gelassenheit verloren gehen. In kleinen wie in großen Krisensituationen sind aber genau diese Eigenschaften notwendig, um Auswege und Lösungen zu finden. Ziel der folgenden Übungen ist es, den Schritt heraus aus der emotional aufgeladenen Verstrickung zu ermöglichen, damit die Lage neu bewertet und eine Lösung gefunden werden kann.

PRIORITÄTEN SETZEN

I n stürmischen Zeiten braucht es die Kriegerin in uns: Diejenige, die strategisch und besonnen entscheiden kann, was als nächstes getan werden muss, die Grenzen ziehen und verteidigen kann und weiß, in welchen Schlachten es sich zu kämpfen lohnt, weil etwas Wesentliches gewonnen werden kann. Gerade wenn wir uns zerrissen fühlen zwischen eigenen Bedürfnissen und den Anforderungen von außen ist es wichtig, klare Prioritäten zu setzen und zu entscheiden: Welcher Notfall muss jetzt angegangen werden – und was kann bis später warten? Eine Matrix zum Identifizieren von Zeiträubern ist dabei ein nützliches Tool.

Du brauchst für diese Übung:

- Ein großes Blatt oder einen Bogen Papier
- Post-its
- Stifte
- Eventuell deinen Terminkalender und / oder einen Familienplaner

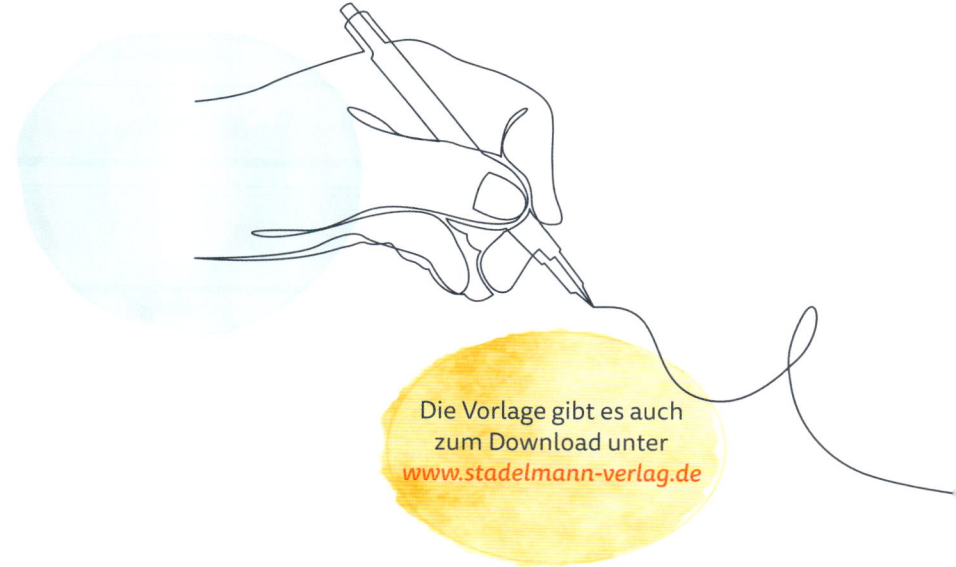

Die Vorlage gibt es auch
zum Download unter
www.stadelmann-verlag.de

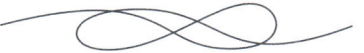

Nimm ein Blatt Papier (es kann auch gerne ein großer Bogen sein, den du an die Wand hängst) und unterteile dieses wie in der nachfolgenden Grafik in vier Bereiche.

1. Dringend und wichtig	*3. Wichtig, aber nicht dringend*
(akute Probleme, Notfälle, Krisen, Termine u. ä., die nicht verschoben werden können)	(Selbstfürsorge, Beziehungen pflegen, Urlaubsplanung, Weihnachtsgeschenke für die Kinder überlegen u. ä.)
○	○
○	○
○	○
○	○
○	○
○	
2. Dringend, aber (mir) nicht wichtig	*4. Nicht wichtig und nicht dringend*
(meist Dinge, die für jemand anderen, nicht aber zwingend für mich wichtig sind; müssen nicht unbedingt sofort, aber doch kurz- oder mittelfristig erledigt werden: Kundenanrufe, Briefe zur Post bringen, Rechnungen bezahlen, etc.)	(tagträumen, im Internet surfen, mal wieder die Vorhänge im Wohnzimmer waschen u. ä.)
	○
	○
○	○
○	○
○	○
○	○
○	○

→ *Zeiträuber erkennen* —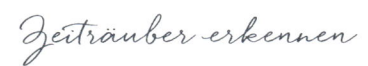

Nimm anschließend einige Post-its und notiere auf jedem eine Aufgabe, die gerade ansteht. Platziere jedes Post-it in einem Quadranten, der dir passend erscheint.

Wenn du alles notiert und platziert hast, betrachte die Verteilung der Aufgaben. Wie geht es dir damit? Fühlst du dich gestresst, kann das daher kommen, dass zu viel im ersten Quadranten untergebracht ist. Dieser Bereich sollte jedoch die Spitze des Eisberges bilden, nicht die breite Basis!

Beginne nun damit, die Post-its nochmals auf ihre tatsächliche Dringlichkeit und Wichtigkeit zu überprüfen und klebe die Zettelchen ggf. in ein anderes Feld. Denk daran: Prioritäten können sich von Tag zu Tag, von Phase zu Phase verschieben. Die Rahmenbedingungen spielen dabei eine große Rolle. Beispielsweise kann das Pflegen von Beziehungen (im Beispiel als wichtig, aber nicht dringend eingestuft) zum Notfall werden, wenn mein Partner sich seit Wochen vernachlässigt fühlt und deswegen heute Morgen ein Streit ausgebrochen ist.

Hast du die Post-its nun final verteilt, darfst du ins Tun kommen und damit beginnen, deine To-do- bzw. Prioritätenliste abzuarbeiten. Starte mit der Bearbeitung bei Feld eins und arbeite dich – je nach aktuell verfügbarer Zeit – zu den anderen Feldern vor.

Ein kleiner Tipp: Im Sinne der Selbstfürsorge, wie wir sie im letzten Kapitel besprochen haben, ist es sinnvoll, täglich für einen gesunden Mix an Aufgaben aus allen vier Feldern zu sorgen.

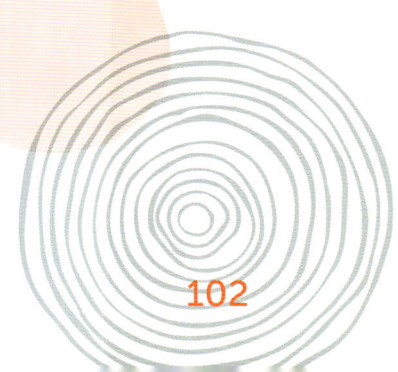

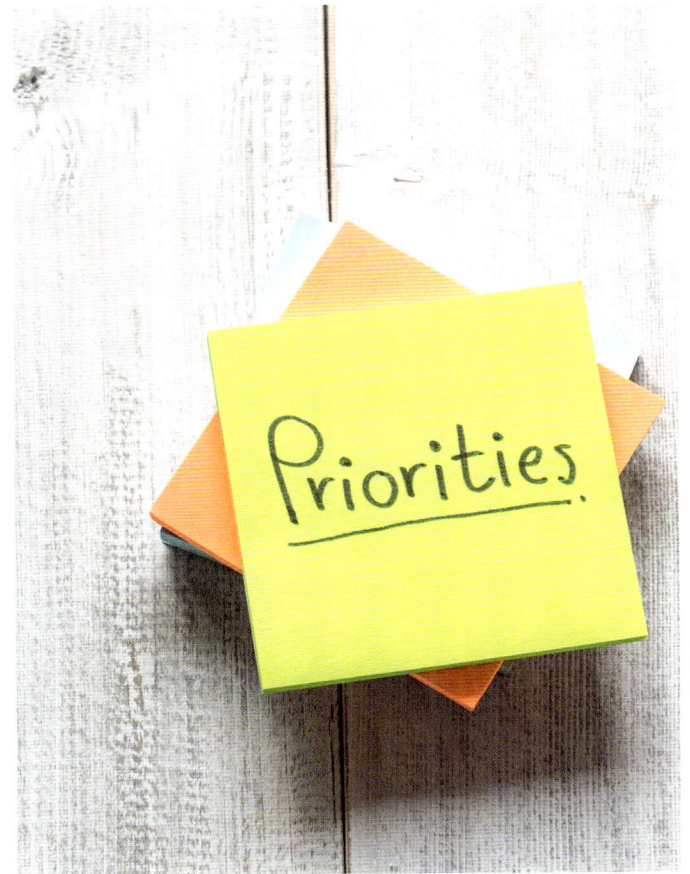

Weniger müssen,
mehr können und wollen.

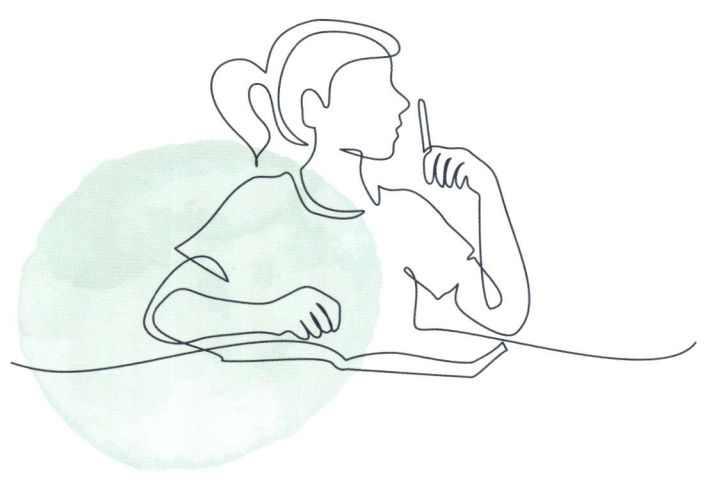

STRESSTAGEBUCH

Jeder hat eine andere Definition von Stress. Was die eine Mama unter Druck setzt, ist für eine andere vielleicht gar nicht der Rede wert. Doch wissen wir eigentlich immer so genau, was bei uns selbst Stress auslöst? Gut möglich, dass wir denken, es seien ganz unterschiedliche Situationen. Betrachten wir diese jedoch genauer, gibt es unter Umständen Parallelen. Es stresst mich, dass bis morgen ein dringendes Kundenprojekt fertig zu machen ist? Dass wir den Kindergartenbus schon wieder fast verpasst haben? Dass ich keinen früheren Termin zur Kontrolle beim Zahnarzt bekommen habe? Dann könnte eine Gemeinsamkeit sein, dass ich manche Aufgaben aus den Augen verliere, bis sie so dringend werden, dass ich unter Zeitdruck gerate und das Ergebnis für Gedanken à la „Hätte ich doch bloß früher…" sorgt.

Was auch immer dem Stress zugrunde liegt: Überhaupt erst einmal zu erkennen, dass es ein Muster gibt, ist schon ein wichtiger Schritt hin zur Lösung. Dabei hilft ein Stresstagebuch:

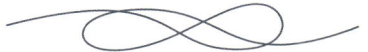

Besorge dir ein Notizbuch. Wann immer du dich gestresst fühlst, halte deine Beobachtungen mit Datum fest: Was hat dazu geführt? Was ist dann passiert? Wie hat es sich angefühlt? Wie habe ich reagiert? Je unmittelbarer du deine Beobachtungen festhalten kannst, umso besser. Wenn du es jedoch nicht täglich schaffst, mache dir deswegen nicht (zusätzlichen) Druck! Du kannst auch nur ein, zwei Stichworte auf einen Zettel kritzeln und dir dann am nächsten oder übernächsten Tag Zeit nehmen, diese Notizen ausführlicher in dein Tagebuch zu schreiben.

Ein solches Tagebuch macht am meisten Sinn, wenn du es über einen längeren Zeitraum hinweg führst. Rückblickend kannst du eine Systematik deiner Stressauslöser identifizieren: Sind es immer dieselben Wochentage, an denen ich mich gestresst fühle? (Wenn beispielsweise am Dienstagmorgen die Kleine zur Tagesmutter und der Große in den Kindergarten muss, während ich dienstagvormittags Teambesprechung im Büro habe?) Tritt Stress immer zu einem bestimmten Zeitpunkt in meinem Monatszyklus auf (etwa kurz vor dem ersten Tag der Periode oder in den Tagen der Blutung)? Oder lösen immer dieselben Aufgaben Stress aus (z. B. nach der Arbeit noch schnell die Einkäufe erledigen zu müssen)? Reagiere ich immer in gleicher Weise und verschlimmert meine Reaktion die Situation womöglich sogar noch? (Es stresst mich schon am Montagabend so sehr, dass der Dienstagmorgen so vollgepackt ist, dass ich schlecht schlafe, was zu Müdigkeit führt, die meine Gereiztheit verstärkt?)

Bei regelmäßiger Tagebuchpraxis gelingt es dir bestimmt schon bald, das Stresspotenzial von Situationen zu erkennen, bevor sie eskalieren. Und dann hast du auch die Möglichkeit, rechtzeitig gegenzusteuern – beispielsweise, indem du in bestimmten Zeiten dein Selbstfürsorge-Menü zur Hand nimmst und gut für dich sorgst.

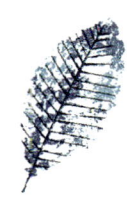

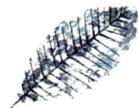

105

ADLER-MUDRA UND -VISUALISIERUNG

Manchmal reicht schon eine kleine Veränderung und es gelingt uns, einen Schritt aus der Situation heraus zu machen. Solche kleinen Schritte können *Mudras* sein. Mudras sind in erster Linie Finger-Yoga-Übungen, bei denen über die Meridiane gearbeitet wird. Mudra bedeutet „Siegel" – mit einem Mudra wird also etwas besiegelt bzw. verstärkt, das ich erreichen möchte.

Mudras sind besonders effizient, wenn man sich dafür Zeit lässt (sie also lange hält) und sie vielleicht in eine Entspannungs- oder Meditationsübung einbaut. Sie können aber auch als kurze Geste genutzt werden, die einen daran erinnert, worauf man den Fokus lenken möchte und sollte, wie eine Eselsbrücke oder ein Knoten im Taschentuch für Körper und Geist.

Für Überblick, Klarheit und Gelöstheit empfiehlt sich das Adler-Mudra (Sanskrit: *Garuda Mudra*). Das Mudra wird wie in der Abbildung gezeigt gebildet und so vor dem Herzen gehalten, dass die Handflächen zum Körper schauen. Die Hände symbolisieren dabei die weit ausgebreiteten Schwingen des Adlers, der sich hoch in den Himmel erhebt, von wo aus er alles gut überblicken kann.

Wer mag, kann das Mudra länger halten (3 – 5 Minuten oder mehr) und die nachfolgende Meditation damit verbinden. Du kannst die *geführte Meditation mit deinem Code* (siehe Seite 6) über meine Website herunterladen, oder du nutzt sie als Basis und entwickelst darauf aufbauend deine eigene Fantasiereise.

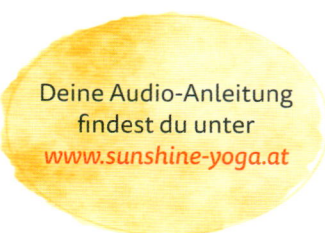

Deine Audio-Anleitung
findest du unter
www.sunshine-yoga.at

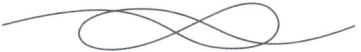

Nimm eine bequeme Sitzposition ein. Nach einigen tiefen Atemzügen schließt du die Augen, und wenn du dich bereit fühlst, bringe deine Hände vor dem Herzen ins Garuda Mudra. Lenke die Aufmerksamkeit auf den Bereich hinter deinen geschlossenen Augen und stelle dir einen Adler vor. Aktiviere dabei alle deine Sinne: Wie sieht dieses stattliche Tier aus? Stell dir vor, du berührst den Adler vorsichtig – wie fühlt sich sein Gefieder an? Wie sieht die Landschaft aus, in der ihr euch befindet? Liegt ein bestimmter Geruch in der Luft? Hat vielleicht sogar das Tier selbst einen ganz eigenen, typischen Geruch? Hörst du die Rufe des Adlers? Beobachte den Adler, wie er sich langsam und anmutig bewegt, die Flügel weit ausbreitet und sich hoch in die Luft erhebt.

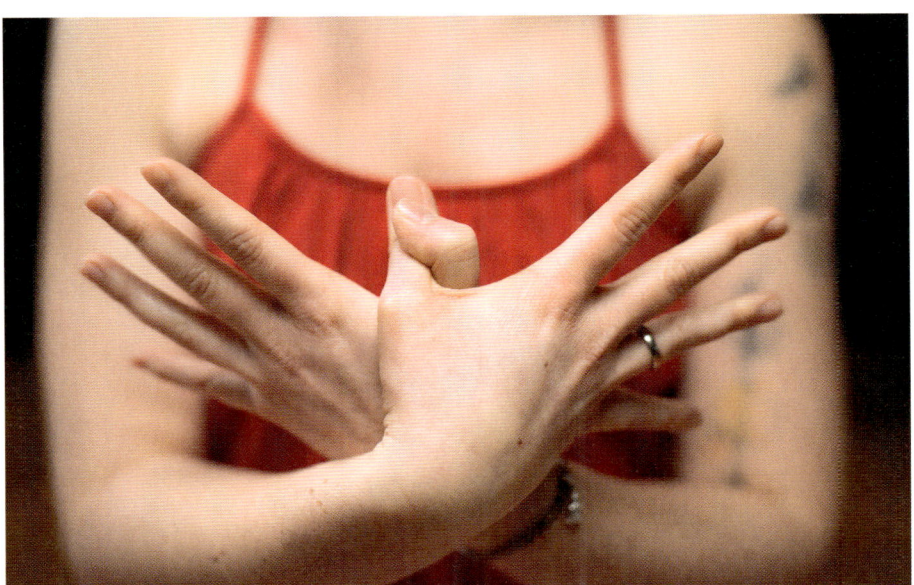

Stelle dir vor, dass dich der Adler mit auf seine Reise nimmt. Vielleicht reitest du auf ihm, vielleicht wachsen dir auch selber Flügel. Wie fühlt es sich an, dich kraftvoll hoch über allem in der Luft zu bewegen? Was kannst du von hier oben wahrnehmen? Was verändert sich an deinem Körper und seinen Bewegungen? Spürst du vielleicht sogar tief in dir drinnen, dass sich etwas auf angenehme Weise regt?

Genieße die Leichtigkeit, mit der du dich hoch oben am Himmel bewegst, Seite an Seite mit dem Adler. Frei und gelöst. Mit einem klaren Blick auf alles unter dir.

Atme noch einmal all diese herrlichen Empfindungen bis tief nach unten in deinen Körper ein und lass ausatmend alle Anspannung aus dir herausfließen. Nimm das Gefühl der Leichtigkeit, Klarheit und Freiheit mit, wenn du nun langsam wieder im Hier und Jetzt landest. Spüre die Sitzfläche unter dir und die Füße auf dem Boden. Und wann immer du dich bereit fühlst, öffne langsam die Augen.

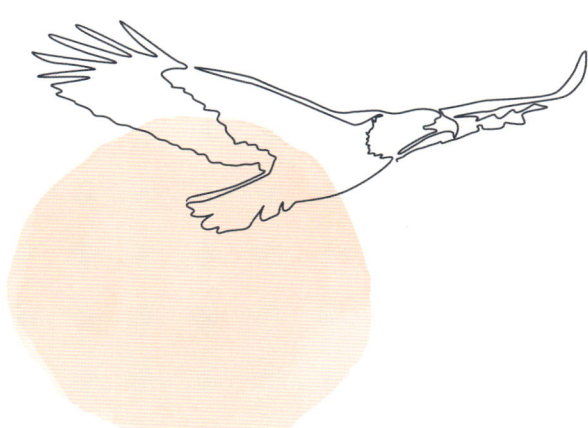

ATEMZÜGE ZÄHLEN

Mamas, die wissen, dass sie in brenzligen Situationen oftmals übereilt reagieren, können die nachfolgende, sehr einfache, aber effiziente Atemübung regelmäßig trainieren (3 – 5 Minuten oder auch länger), um sie im Fall der Fälle gut anwenden zu können:

Schließe für einen Moment die Augen und lenke die Aufmerksamkeit ganz auf deine Atmung.

Zähle mit: Wie lange atmest du ein?

Wie lange atmest du aus?

Ist die Ein – oder die Ausatmung länger?

Verschiebe nun behutsam den Fokus hin zur Ausatmung und lass diese länger werden. Zähle weiterhin mit: Wenn du beispielsweise auf vier einatmest, lass die Ausatmung auf fünf, auf sechs, auf sieben passieren oder vielleicht sogar doppelt so lang wie die Einatmung werden. Atme tief ein – und ganz langsam vollständig aus. Spüre, dass sich die Ruhe deiner Atmung auf deine Gedanken und Gefühle überträgt. Spüre dein eigenes Tempo, das gelassener wird.

Wenn du dich innerlich ruhiger fühlst, genieße noch einen bewussten Moment diese angenehme Empfindung – und öffne erst dann ganz langsam die Augen.

KOPFSTAND UND HASE

Intensive Umkehrpositionen, wie der Kopfstand, erfrischen den Geist, indem die Durchblutung im Kopf (kurzzeitig) intensiv gesteigert wird. Sie wirken wie ein körpereigener Espresso und erfrischen uns unmittelbar. Doch es muss nicht unbedingt der fortgeschrittene Kopfstand sein. Es gibt eine einfachere Abwandlung davon, die du gegebenenfalls auch gegen die Wand üben kannst. Solltest du Yoga-Neuling sein, ist der Hase eine gute Alternative.

DER HASE

Die Ausgangsposition ist die Position des Kindes (siehe Kapitel „Selbstfürsorge"). Auch hier kannnst du den sanften Druck auf den Kopf und damit die Durchblutung steigern, indem du das Gesäß leicht nach oben hebst und dabei von der Stirn Richtung Scheitel rollst und in dieser Position einige Zeit verweilst (mindestens 2 – 3 Minuten). *(Bild 1)* Noch mehr Energie und Frische bringt diese Übung, wenn du in der Ausgangshaltung die Finger im Rücken verschränkst und dann mit dem Gesäß auch die Arme nach oben hebst. Ziehe die Schulterblätter fest zusammen und strecke die Arme; das weitet den Brustkorb und vertieft die Atmung. *(Bild 2)*

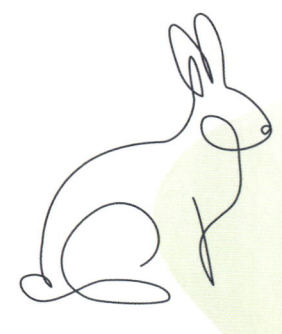

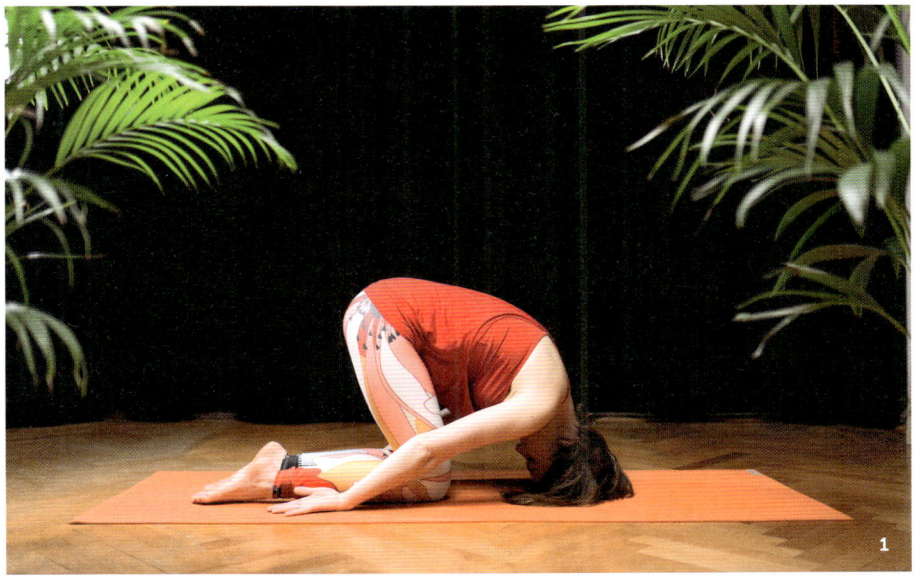

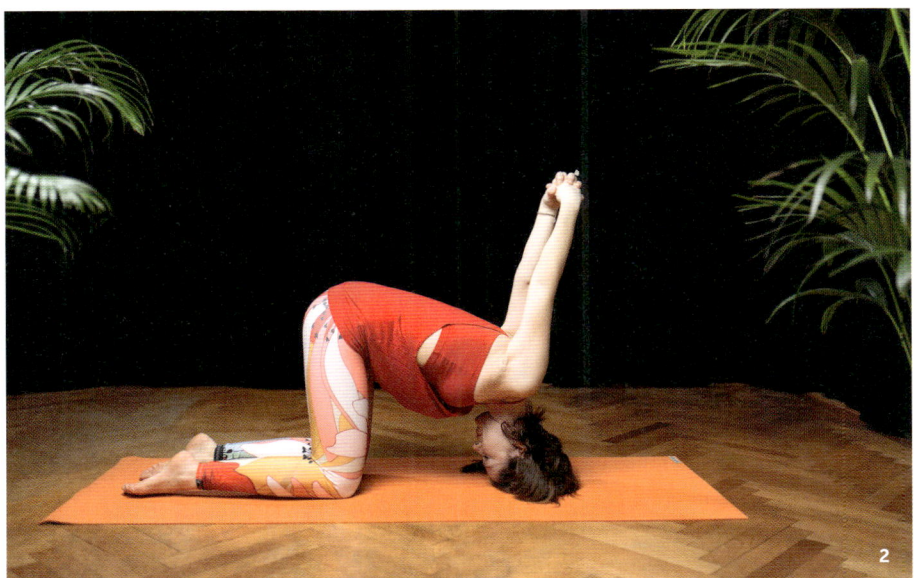

111

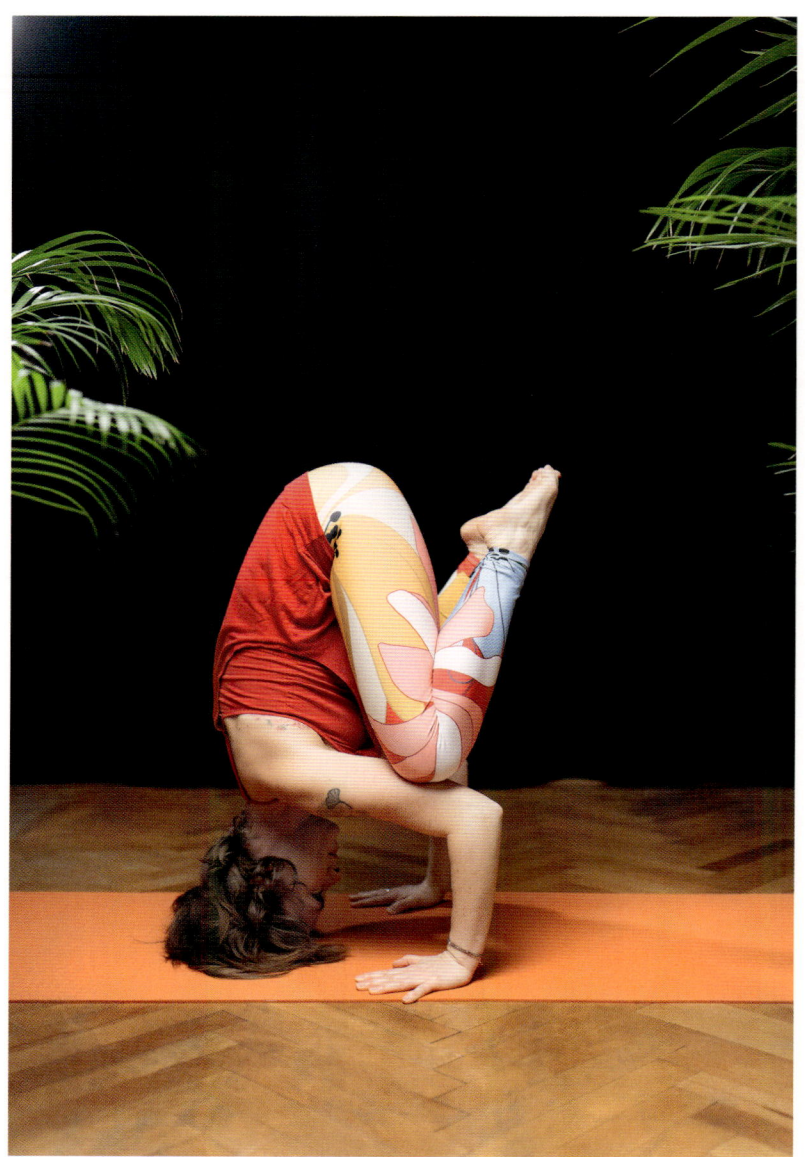

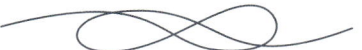

DER „ZWERGEN-KOPFSTAND"

In dieser einfachen Kopfstandvariante bringst du aus dem Vierfußstand zuerst den Kopf zum Boden (es empfiehlt sich der Bereich zwischen Scheitel und Haaransatz). Dann setzt du deine Hände so neben dem Oberkörper ab, dass die Fingerspitzen nach vorne zeigen und die Ober- und Unterarme im rechten Winkel zueinanderstehen. Fächere die Finger weit auf und drücke die Hände fest in den Boden. Achte darauf, nicht in den Schultern zu hängen, sondern drücke dich fest von der Matte weg. Es sollte nur ganz wenig Gewicht auf der Halswirbelsäule lasten! Aktiviere nun die Körpermitte, indem du den Beckenboden aktivierst und den Bauchnabel nach innen und oben ziehst. Hebe das Becken und wandere mit den Füßen Richtung Arme. Nun kannst du ein Knie nach dem anderen auf den Oberarmen, knapp hinter dem Ellbogen, aufsetzen. Die Unterschenkel bilden ein V, die großen Zehen können sich berühren. Achte auf einen freien Nacken und hole die Kraft aus der Körpermitte.

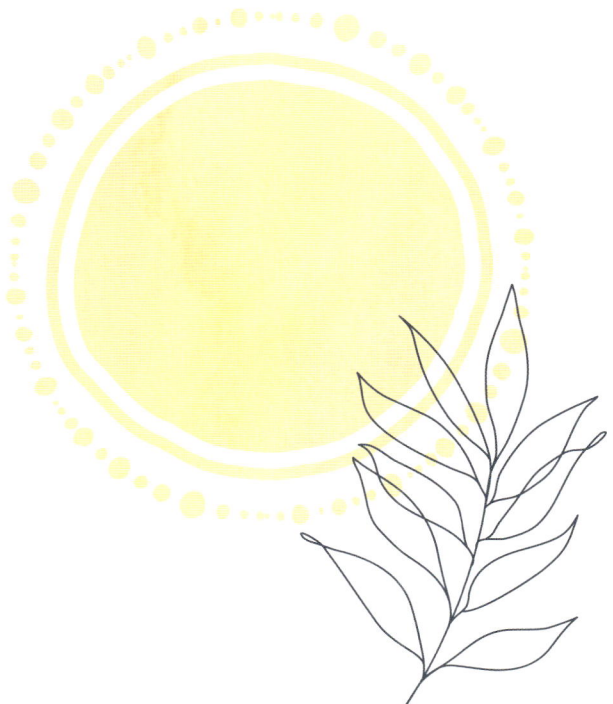

113

DER KOPFSTAND

Komme in den Vierfußstand und bringe die Unterarme zum Boden. Verschränke die Finger ineinander, die offenen Handflächen schauen zu dir. Die Ellbogen sind senkrecht unter den Achseln platziert, die Unterarme bilden ein stabiles V. Bringe den Kopf in die Handflächen. Drücke dich dann mit den Unterarmen kraftvoll von der Matte weg, sodass du nicht in den Schultern hängst und der mittlere Rücken aktiv und breit ist. Aktiviere den Beckenboden und ziehe den Bauchnabel nach innen und oben. Hebe nun das Becken und wandere mit den Zehen näher zum Gesicht. Du kannst nun entweder beide Beine beugen und aus der Mitte heraus nach oben heben, oder du streckst ein Bein nach oben aus und holst mit dem zweiten Bein etwas Schwung, um es vom Boden nach oben zu bringen. (Wenn es dir schwer fällt, den Schwung zu dosieren, übe mit einem Partner / einer Partnerin oder mache die Übung gegen die Wand.) Achte während der ganzen Übung darauf, dass deine Arme das meiste Gewicht tragen und die Halswirbelsäule bzw. der Nacken entspannt bleibt.

FÜR GEÜBTE! Der Kopfstand ist eine anspruchsvolle Asana, die du nur dann machen solltest, wenn du über ausreichend Kraft verfügst, um dich nach oben zu stützen. Andernfalls lastet zu viel Gewicht auf dem sensiblen Bereich der Halswirbelsäule. Wenn du es ausprobieren möchtest, aber noch unsicher bist: Übe zusammen mit einer Partnerin / einem Partner und lass dich im Kopfstand an den Beinen halten und leicht nach oben ziehen. Auch eine Wand kann anfangs, wenn die Kraft noch fehlt, Stabilität und Sicherheit bringen.

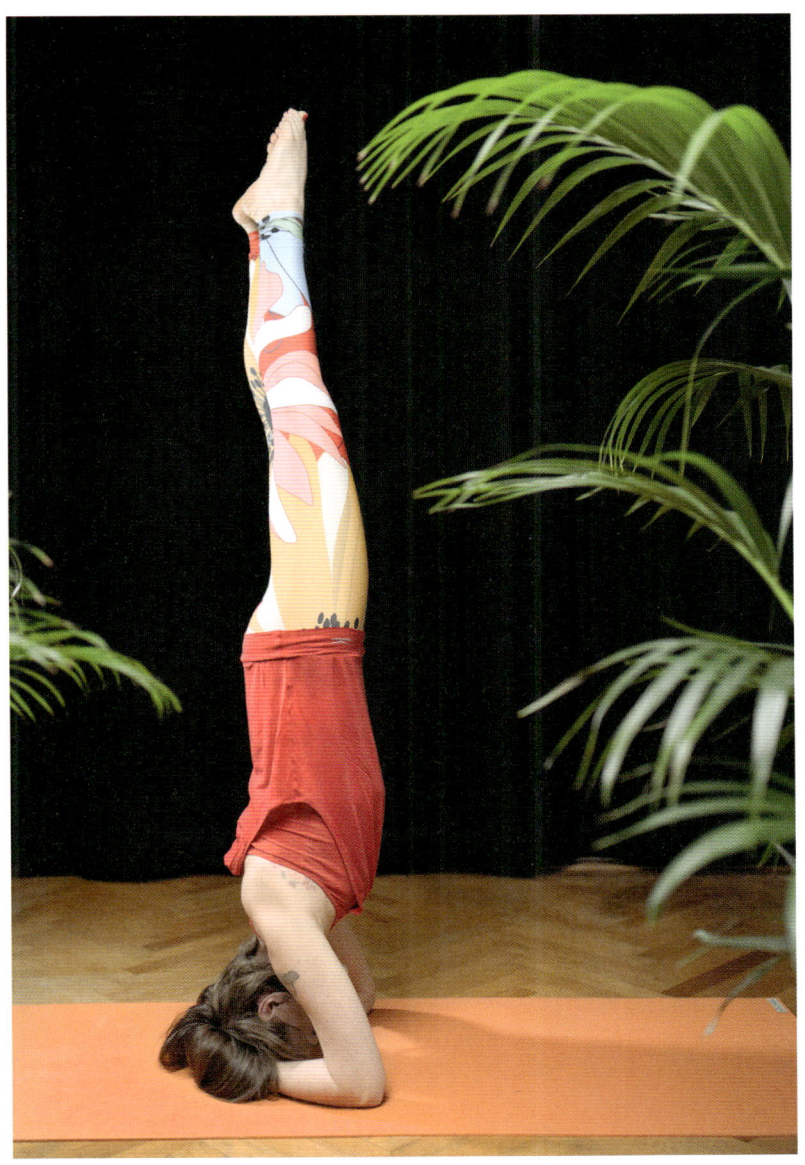

115

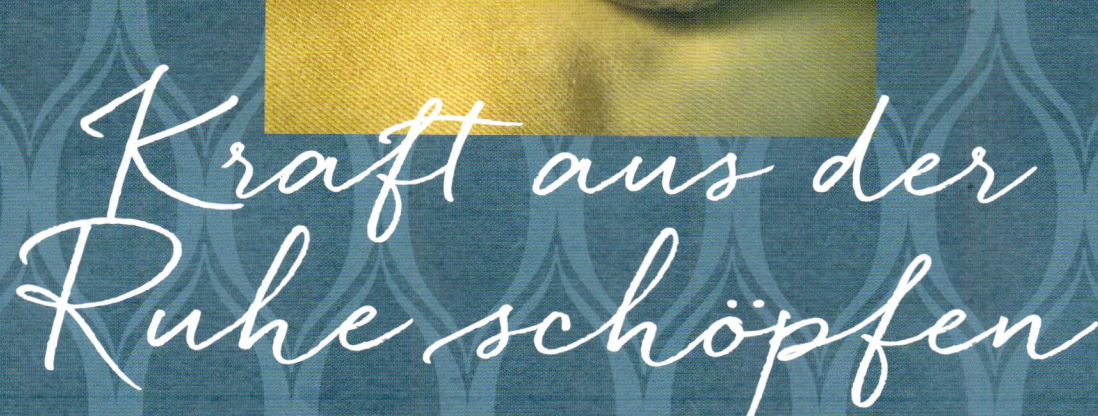

KAPITEL 5

Kraft aus der Ruhe schöpfen

ÜBUNGEN FÜR MEHR ENERGIE

„WAS OHNE RUHEPAUSE GESCHIEHT, IST NICHT VON DAUER."

OVID

Nehmen wir einmal an, wir kümmern uns gut um uns und auch die Sache mit der Gelassenheit in Stress-Situationen klappt zunehmend besser. Das ändert aber meist noch lange nichts an der Tatsache, dass Babys und kleine Kinder nicht immer so gut und so viel schlafen, wie uns das lieb wäre, und wir als Eltern wenig Zeit erholsam schlummernd und dafür umso mehr Zeit müde schleppend verbringen. Das phasenweise enorme Schlafdefizit machte mir insbesondere nach der Geburt meines ersten Kindes zu schaffen – sowohl körperlich als auch psychisch. Mit dem Ergebnis, dass manchmal kaum Kraft blieb, um den Herausforderungen des Alltags zuversichtlich zu begegnen. Unnötig zu erwähnen, dass regelmäßige Entspannung und Erholung essenziell für unser Gleichgewicht und Wohlbefinden sind. Meist spüren Eltern das sehr schnell und sehr deutlich. Dennoch hier eine kleine Erinnerungshilfe, die die Bedeutung von Entspannung verdeutlichen soll:

WAS ENTSPANNUNG BEWIRKT:

- Puls und Blutdruck werden gesenkt.
- Muskelverspannungen lösen sich.
- Die Atmung wird verlangsamt, der Sauerstoffverbrauch reduziert.

117

- Der Herzschlag wird gleichmäßiger.
- Die Hirnstromaktivität beruhigt sich.
- Die körperlich-emotionale Erregung in Stress-Situationen wird reduziert.
- Die Belastbarkeit wird erhöht.
- Befindlichkeitsstörungen, wie ausgeprägte Nervosität oder depressive Verstimmungen, werden vermindert.
- Die Durchblutung von Organen sowie von herzfernen Körperteilen, wie Händen und Füßen, wird verbessert.
- Psychosomatische Beschwerden wie Spannungskopfschmerzen, Herz- oder Kreislauf-Störungen werden verringert.
- Der Grundumsatz sinkt.

Zugegeben: Ein Mittel, wie dein Baby oder Kleinkind mehr schläft, habe ich nicht. Und der übliche Rat „Leg dich halt tagsüber hin!" ist meist auch eher utopisch. Dafür biete ich dir im Folgenden eine Reihe von Übungen an, die dir entweder einen schnellen Energiekick oder zumindest eine kurze Verschnaufpause zum Auftanken zwischendurch bringen. Ziel ist es, zumindest so viel Kraft aus der Ruhe zu schöpfen, dass es dir gelingt, den Kopf nicht hängen zu lassen. Und ist der Kopf erst einmal wieder oben, so gelingt der Blick nach vorne, der Blick auf das Freudvolle im Alltag gleich etwas besser – Augenringe hin oder her. Denn das Entscheidende an der Entspannung ist für uns Mütter: Im entspannten Zustand können wir unsere Kraftdepots nicht nur auffüllen, sondern unsere Kraftressourcen auch sehr viel besser nutzen. Statt tief gebeugt durch die Woche zu schlurfen, entwickeln wir ein Gespür für unsere Energiereserven – und merken bald, dass eine kraftvolle Haltung im Alltag eine Eigendynamik entwickeln kann, sodass die entspannte Power mehr und mehr wird.

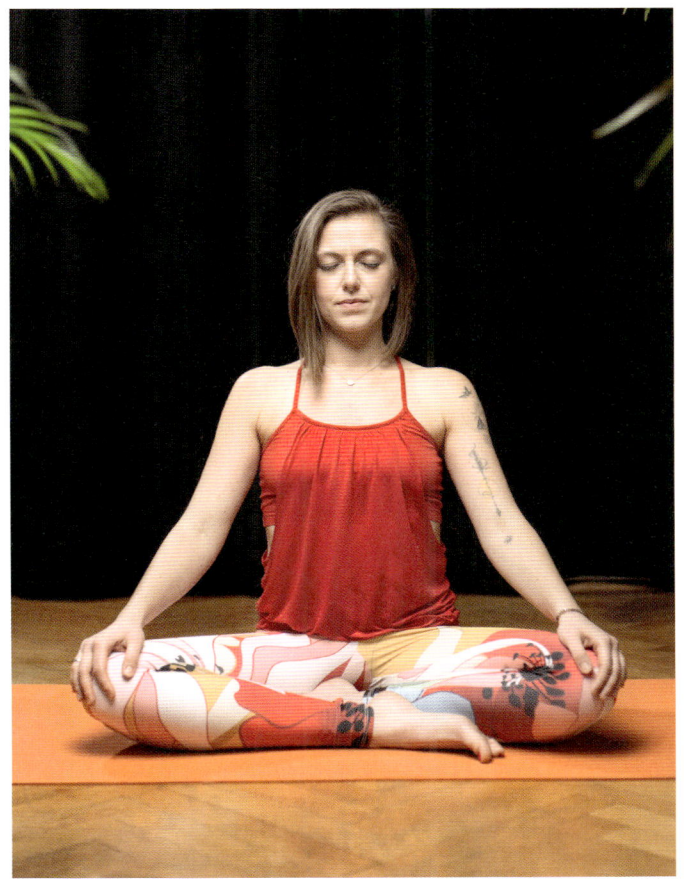

Der Blick nach innen
öffnet den Blick nach vorne.

KRAFTPLATZ

Über unsere Energie-Räuber wissen wir meist gut Bescheid, von der täglichen Herausforderung der abwechslungsreich zu bestückenden Kindergarten-Jausenbox bis hin zu Kundenterminen, die nicht immer leicht mit den Kinderbetreuungszeiten zu vereinbaren sind. Doch wie gut weißt du über deine Energie-Geber Bescheid? Hier kann das Führen eines Tagebuchs hilfreich sein, wie du es schon in Kapitel 3 (Übungen für mehr Selbstfürsorge) und Kapitel 4 (beim Stresstagebuch) kennengelernt hast. Natürlich haben wir nicht immer gerade Stift und Papier zur Hand, wenn uns gerade mal wieder die Kraft ausgeht. Worauf du aber immer zurückgreifen kannst, ist das weiße Blatt Papier in deinem Kopf, das du mit deiner Vorstellungskraft gestalten kannst. Hier eine kleine Visualisierungsübung für dich.

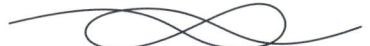

Nimm dir einen Augenblick Zeit und überlege, welche Orte es in deinem Leben gibt, die du mit positiver Energie, Kraft und Freude verbindest. Vielleicht denkst du an einen bestimmten Platz in deiner Wohnung oder in deinem Garten, wo du dich besonders wohlfühlst. Vielleicht erinnerst du dich auch an den letzten erholsamen Urlaub. Vielleicht taucht aber auch ein Fantasiebild, ein Wunschreiseziel oder Ähnliches in deinem Kopf auf. Wenn du einen Kraftplatz gefunden hast, dann schließe langsam die Augen. Egal, wo du gerade bist: Beginne damit, es dir in dir bequem zu machen. Entspanne dich in deine Gedanken hinein und beobachte, wie das Bild deines Kraftplatzes vor deinem inneren Auge lebendig wird. Nutze alle deine Sinne:

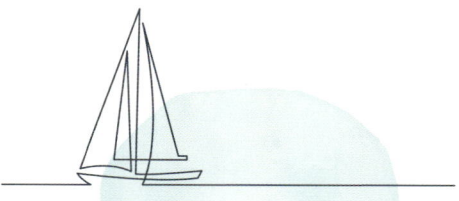

Wie sieht dein Kraftplatz aus?

Welche Geräusche nimmst du wahr?

Welche Gerüche?

Vielleicht einen bestimmten Geschmack?

Was spürst du auf deiner Haut?

Ist eine bestimmte Bewegung deines Körpers,
eine bestimmte Tätigkeit
mit diesem Kraftplatz verbunden?

Tauche mehr und mehr ein in dieses Bild. Und nun beobachte aufmerksam, was sich verändert. Nimmst du vielleicht wahr, dass sich dein Gesicht und deine Schultern entspannen? Zaubert dein Kraftplatz ein kleines Lächeln auf deine Lippen? Welche angenehmen Empfindungen tauchen auf? Kannst du diese in einem bestimmten Bereich deines Körpers wahrnehmen? Im Bauch? Im Brustraum? Stelle dir vor, dass sich hier dein Depot, dein Speicher für Kraft und Energie befindet. Stell dir vor, dass dieser Speicher nun aufgefüllt wird, so als würde die Energie direkt von deinem Kraftplatz in dich hineinfließen.

Genieße dieses Gefühl noch einen Augenblick. Nimm einige tiefe Atemzüge. Und öffne die Augen, wenn du dich dazu bereit fühlst.

Deine Audio-Anleitung
findest du unter
www.sunshine-yoga.at

121

SONNENATMUNG

S urya bhedana pranayama oder auch Sonnenatmung ist eine yogische Atemtechnik (Pranayama), bei der du durch das rechte Nasenloch ein und durch das linke Nasenloch ausatmest. Damit soll die „Sonnenenergie" des Körpers, die für Kraft und Stärke steht, erhöht werden. Das wiederum sorgt dafür, dass wir uns wacher fühlen, uns besser konzentrieren und schneller reagieren können und uns insgesamt positiver gestimmt fühlen.

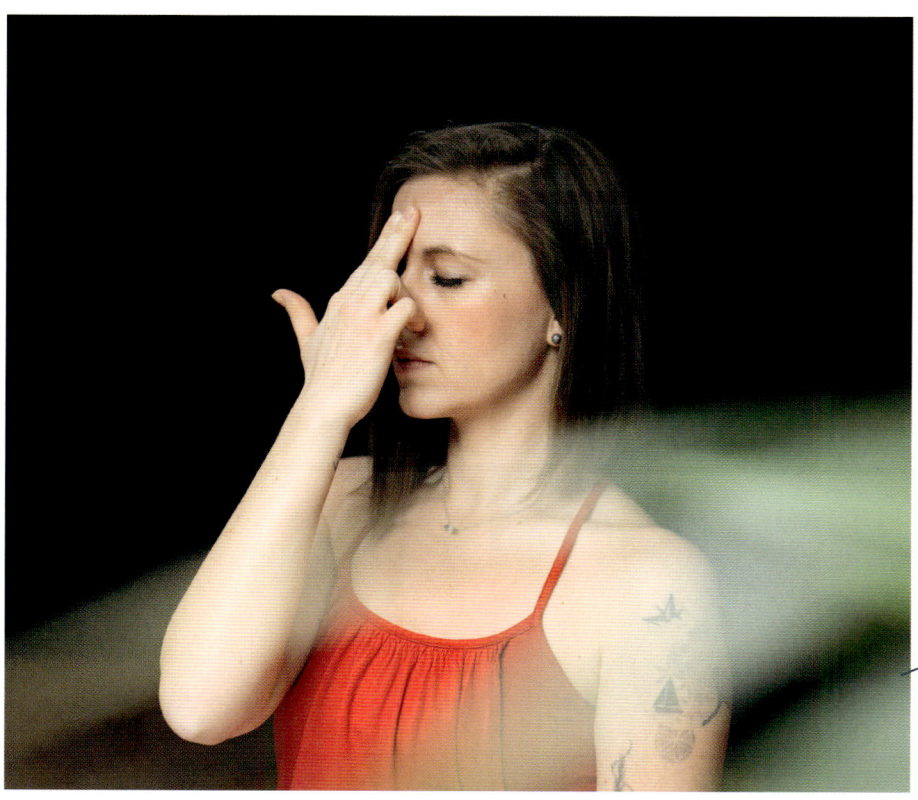

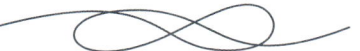

Suche dir einen bequemen, aufrechten Sitz. Achte darauf, dass die Wirbelsäule lang, der Körper aber gleichzeitig entspannt ist. Fällt es dir schwer, längere Zeit so zu sitzen, nimm dir eine kleine Unterstützung, indem du ein Kissen unter dein Gesäß bringst oder dich an der Wand anlehnst. Schließe die Augen.

Nimm deine rechte Hand nach oben, Zeige- und Mittelfinger berühren die Stirnmitte (das Stirnchakra oder sog. „Dritte Auge"). Verschließe das linke Nasenloch mit dem kleinen Finger. Atme nun über das rechte Nasenloch tief ein, zähle dabei bis zwei. Verschließe nun zusätzlich mit dem Daumen das rechte Nasenloch und halte für einen kurzen Augenblick den Atem an. Vielleicht kannst du dabei bis acht zählen. Lass das rechte Nasenloch verschlossen, öffne das linke und atme über links tief aus, wobei du bis vier zählst. Genieße einen Moment die Atemleere und dann beginne von vorne, indem du wieder das linke Nasenloch verschließt und abermals über rechts einatmest.

Wiederhole diese Atemübung mindestens 3 – 5 Minuten, gerne auch länger.

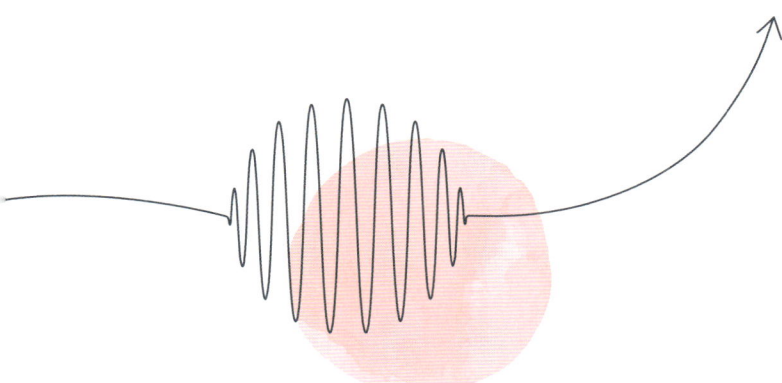

GEHMEDITATION

Vielleicht kennst du das auch: Das Baby ist erkältet und schläft schlecht. Ist es erst einmal wach, schläft es schwer wieder ein und möchte am liebsten nur getragen werden. Deine Füße sind schon kalt, und während du bemerkst, dass es draußen dämmert, wirst du innerlich immer zappeliger. In Gedanken zählst du schon die Minuten, bis der Wecker läuten wird – und davor würdest du eigentlich schon ganz gerne noch ein bisschen schlafen. Stattdessen hastest du im Stechschritt durchs Kinderzimmer, und was so unerreichbar scheint wie Schlaf ist innere Ruhe. Kommt dir bekannt vor? Ganz oft spüre ich, dass es genau diese Zappeligkeit und Ungeduld ist, die solche Nächte lang und ermüdend macht. (Und diese Ungeduld überträgt sich auch auf das Baby, das dann noch schwerer in den Schlaf findet.) Vielleicht gelingt es dir, deine Bewertung der Situation zu verändern – in der tantrischen Einstellung begründet, dass alles zwei Seiten hat, die für sich genommen neutral sind und erst durch unsere Bewertung positiv oder negativ aufgeladen werden. Anstatt darüber nachzudenken, warum du gerade wach sein *musst*, kannst du das Wachsein auch als Chance betrachten, eine nächtliche Meditation machen zu *dürfen*. Da du ohnehin schon auf den Beinen bist, empfiehlt sich eine Gehmeditation.

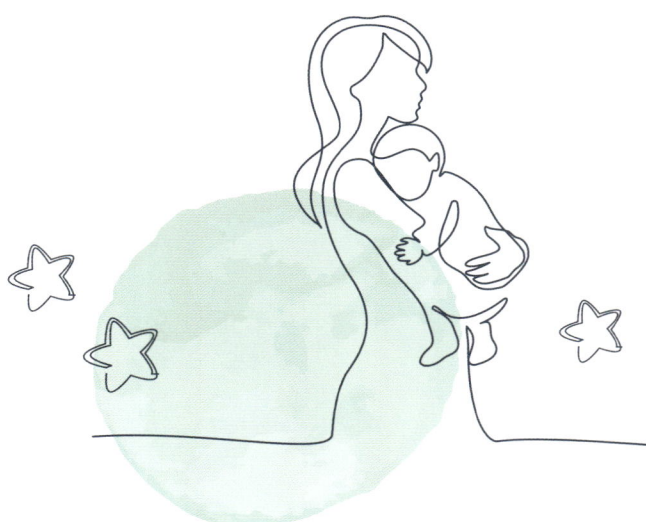

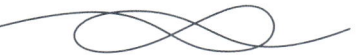

Stelle dich einen Augenblick ruhig hin (gerne mit dem Baby auf dem Arm) und spüre deine Fußsohlen am Boden. Nimm die Situation an, so wie sie ist – mit aller inneren Zappeligkeit und Ungeduld, mit den kalten Füßen am Boden, der Unruhe deines Kindes und dem starken Verlangen, zum Schlafen ins kuschelige Bett zurückzukehren. (Natürlich kannst du diese Gehmeditation auch in anderen Situationen durchführen. Hole dir die jeweils damit verbundenen Sinneseindrücke, Gedanken und Gefühle ganz nah heran und beobachte sie so, wie sie sind.) Erst wenn du deutlich wahrgenommen hast, was Sache ist und wie es dir damit geht, mache langsam den ersten Schritt und lege in diesen und jeden weiteren Schritt alles hinein, was du jetzt gerade fühlst.

Atme ein und hebe so langsam das Bein, wie deine Einatmung dauert. Atme aus und setze das Bein so langsam vor dir auf, wie die Ausatmung dauert. Führe jeden einzelnen Schritt im Rhythmus deiner Atmung aus. Lass dir Zeit. Die Atmung gibt das Tempo vor, nicht die Bewegung! Nimm wahr, ob sich etwas verändert und wenn ja, was. Es ist sehr gut möglich, dass sich deine innere Haltung auf deine äußere Haltung überträgt (und / oder umgekehrt). Vielleicht stellst du fest, dass das Loslassen von Erwartungen und das Annehmen von Gegebenem das bringt, was wir Entspannung nennen.

125

„POWER-POSEN" IM YOGA

Wie viel Kraft und Energie ein Mensch hat, erkennen wir meist schon auf den ersten Blick – an der Körperhaltung. Hängende Schultern und Mundwinkel deuten selten auf ein Übermaß an Lebensfreude hin. Im Hatha Yoga arbeiten wir in der festen Überzeugung, dass es nicht nur die Richtung von innen nach außen, also von der Psyche zum Körper gibt, sondern auch von außen nach innen, der Körper auch auf die Psyche wirkt. Was also tun, wenn wir uns innerlich mehr Spannkraft und Aktivität wünschen? Wir bringen unseren Körper in eine entsprechende Position. Die Kommunikationswissenschaftler Dana Carney, Amy Cuddy und Andy Yap sprechen in diesem Zusammenhang von „Power Posing", also von Posen, die wir einnehmen, um unserem Umfeld unsere Macht und Kraft zu demonstrieren. Wie wir uns präsentieren, so werden wir wahrgenommen. Wie wir uns äußerlich ausrichten, so werden wir uns innerlich fühlen. Auch im Yoga kennen wir „Power-Posen": Asanas, die eine wunderbare Grundspannung in den gesamten Körper bringen, die unsere Standhaftigkeit und Ausdauer verbessern und die unser Denken und Fühlen fluten mit der Überzeugung: „Ich schaffe nicht nur diese Position – sondern auch alles andere in meinem Leben!"

Einige dieser Übungen möchte ich dir im Folgenden vorstellen. Du kannst alle vier „Power-Posen" gemeinsam in einer Übungssequenz praktizieren. Oder du suchst dir eine Yoga-Stellung (Asana) aus, die dir besonders gefällt, und hältst diese länger (3 – 5 Minuten oder, wenn du geübter bist, auch gerne länger). Kleiner Hinweis: Widerstehe dem Drang möglichst lange, gleich wieder aus der Position herauszugehen. Atme ruhig weiter, auch wenn die Übung schon anstrengend wird.

Dein Körper verfügt meist über sehr viel größere Energiereserven als du denkst. (Vielleicht erinnerst du dich an Momente während der Geburt deines Kindes, als du dachtest, es ginge nicht mehr – und dann hast du doch noch durchgehalten.) Gib deinem Inneren Zeit, sich an die Power zu erinnern, die in dir steckt.

Außerdem solltest du bei asymmetrischen Übungen darauf achten, dass du immer beide Seiten übst! Teile dir in diesem Fall die vorgegebene Übungsdauer auf beide Seiten auf, wenn das Durchhaltevermögen anfangs noch nicht ganz so stark ist.

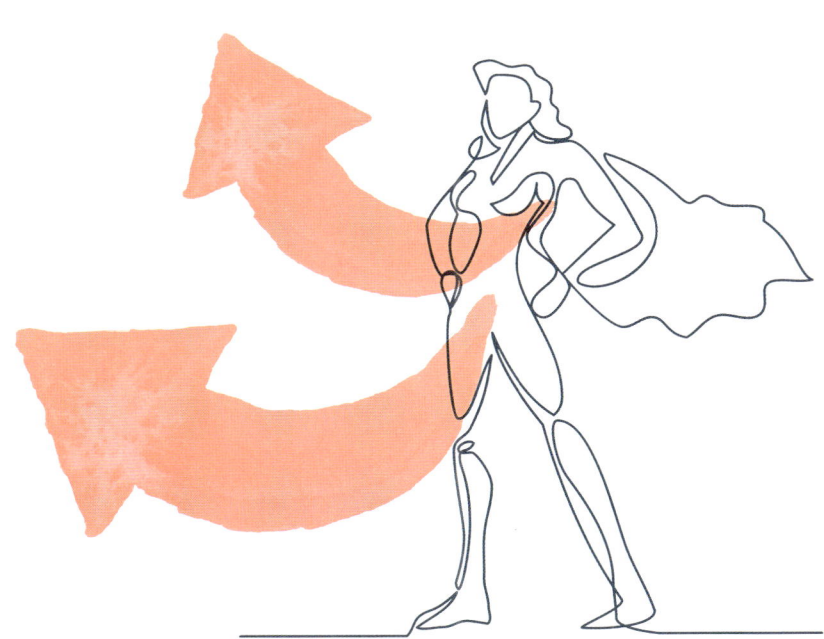

WONDER WOMAN

Zugegeben: Diese Position ist keine klassische Asana, zumindest nicht dem Namen nach. Man kann die Wonder-Woman-Position jedoch als Variante der stehenden Grätsche betrachten.

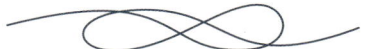

Komme in eine angenehme stehende Grätsche. Die Beine sollten breit aufgestellt, aber nur so weit voneinander entfernt sein, dass du dich noch stabil fühlst. Stemme die Fäuste in die Hüften, dabei ist der Daumen innen. Dies ist die Grundhaltung, die du jetzt noch verfeinern kannst: Ziehe das Fußgewölbe nach oben und spüre die Kraft an der Innenseite deiner Beine bis nach oben zum Becken. Aktiviere den Beckenboden. Zieh das Schambein leicht hoch und den Bauchnabel nach innen und oben. Nimm wahr, dass dein unterer Rücken länger und dein Bauch kraftvoller wird. Rolle die Schultern nach hinten unten und stell dir vor, dass du die Schulterblattspitzen in die Hosentaschen nach unten schiebst. Das Brustbein hebt sich kraftvoll und doch ganz leicht. Lass den Kopf aufrecht, ziehe aber das Kinn leicht Richtung Kehle und drücke den Hinterkopf gegen eine imaginäre Wand hinter dir. Nimm wahr, dass dein Nacken länger und die Position deines Kopfes stabiler wird. Genieße die kraftvolle Grundspannung deines Körpers. Nimm einige tiefe Atemzüge in dieser Position, lenke den Fokus dabei auf die energiebringende Einatmung. Halte die Position 3 – 5 Minuten oder auch länger.

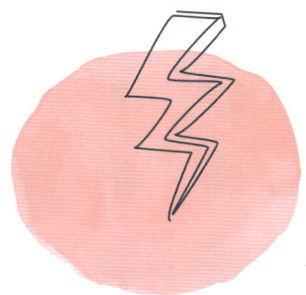

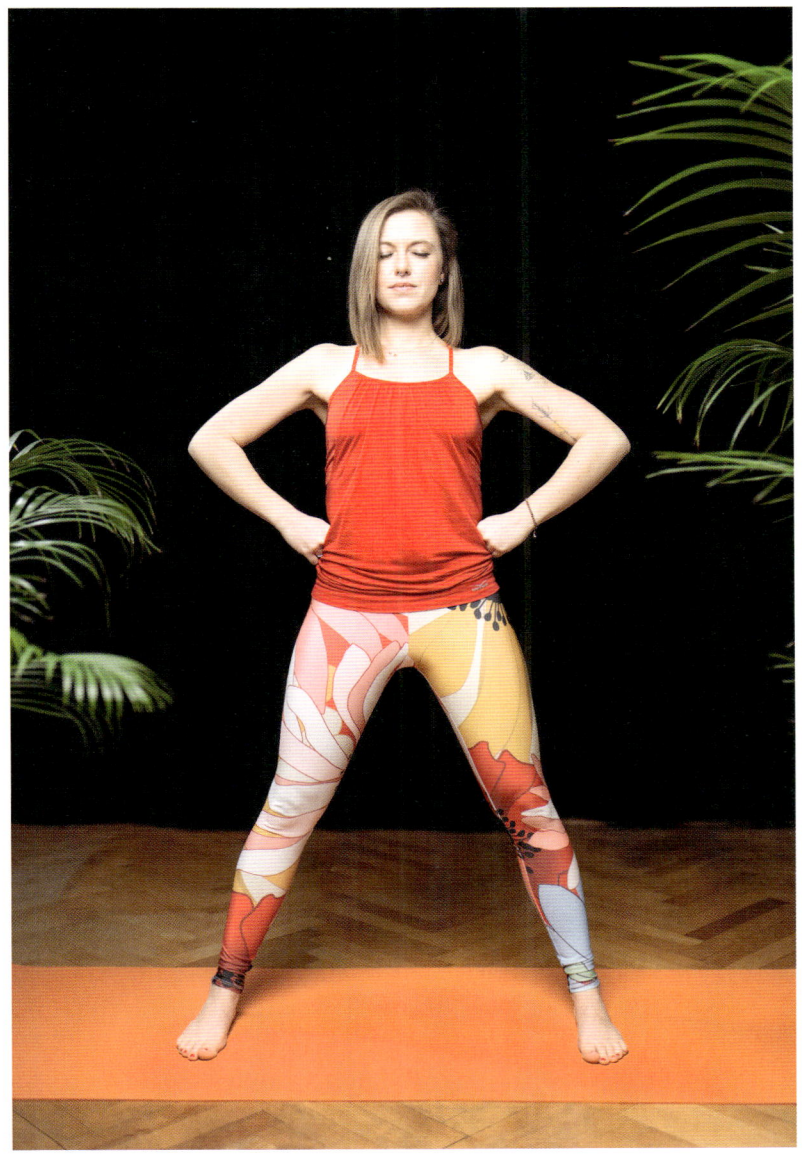

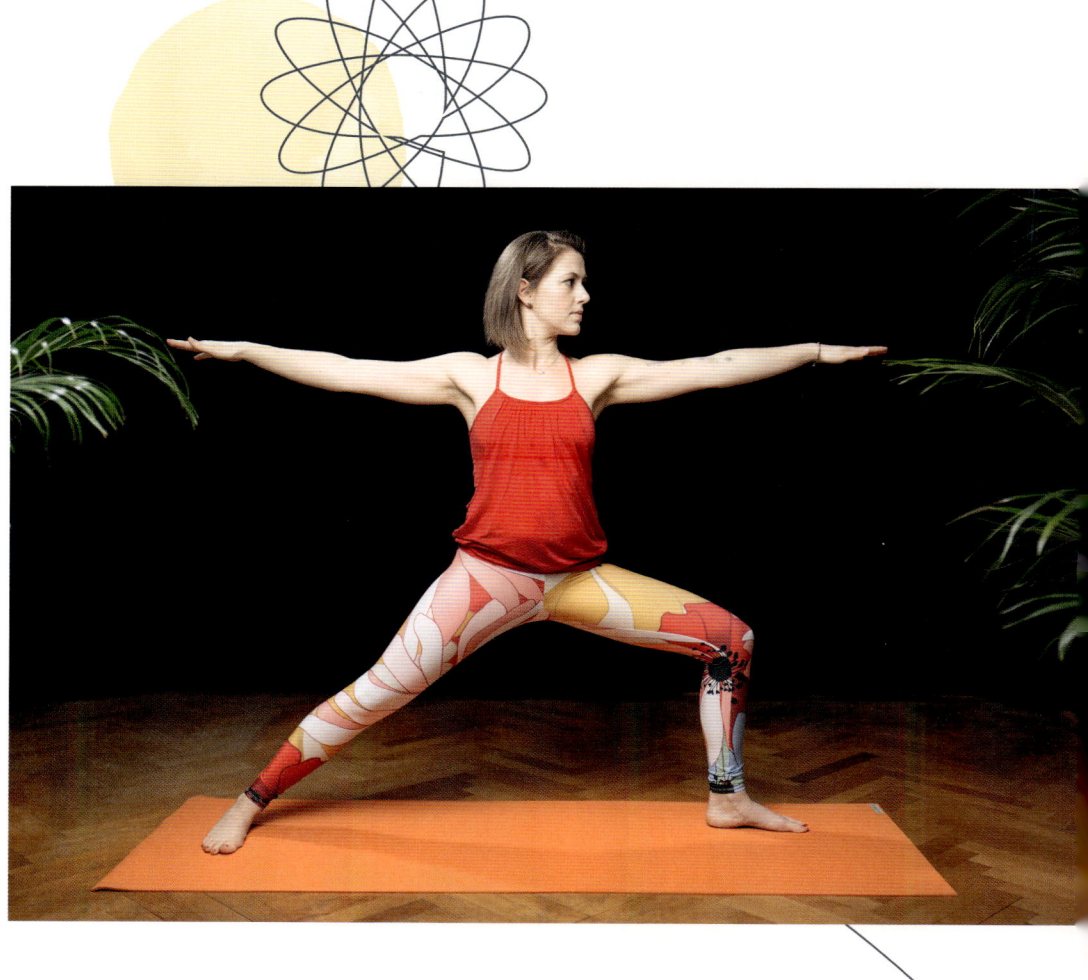

KRIEGERIN

Krieger-Positionen gibt es verschiedene im Yoga. Eine Asana, die ich persönlich besonders mag, ist die folgende Version. Der Oberkörper ist dabei kraftvoll und zentral aufgerichtet, der Schwerpunkt ganz präsent im Hier und Jetzt, während der Blick zuversichtlich und entschlossen nach vorne gerichtet wird.

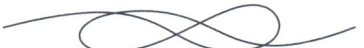

Komme in einen Ausfallschritt und beuge das vordere Bein, sodass das Knie über dem Sprunggelenk ist. Hebe zuerst die hintere Ferse weit an, dann setze sie zur Mitte am Boden ab. Drücke die Außenkante deines gestreckten Beines fest in den Boden. (Wenn du auf einer Trainingsmatte stehst, sollte die Fußkante parallel zum kurzen Mattenrand sein). Strecke das Bein. Zieh das Fußgewölbe an beiden Füßen nach oben. Achte darauf, dass dein vorderes Bein gebeugt und das Knie über dem Sprunggelenk bleibt. Nimm die Hände zuerst in die Hüften und richte den Oberkörper zentral über dem Becken aus. Stelle dir dazu einen roten Faden vor, der Scheitel, Brustbein und Steißbein verbindet – halte diesen roten Faden im Lot. Erst dann breite die Arme auf Schulterhöhe aus und richte den Blick über die vordere Hand in die Weite. Nimm einige tiefe Atemzüge in dieser Position, lenke den Fokus dabei auf die energiebringende Einatmung. Halte die Position 1 – 2 Minuten auf der einen Seite und komme dann zur anderen. (Verlängere die Zeit gerne nach Möglichkeit auf beiden Seiten).

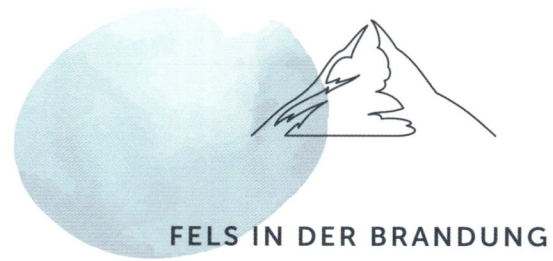

FELS IN DER BRANDUNG

Der Berg (in dieser Variante mit angehobenen Armen) ist eine vielfach unterschätzte Yoga-Position. Richtig ausgeführt, kann uns alleine bewusstes, aufrechtes Stehen sehr viel Energie bringen – noch dazu, wenn wir dabei die Arme nach oben strecken. Morgens machen wir es manchmal automatisch: Wir räkeln und strecken uns – und aktivieren damit unser gesamtes System. Das können wir natürlich auch jederzeit tagsüber nutzen, um uns wieder frischer und aktiver zu fühlen. Gleichzeitig bringt diese Übung auch eine sehr gute Erdung, weil wir die Kraft über unsere Füße bzw. Wurzeln aufnehmen. Auch darum ist es bei sämtlichen Yoga-Übungen, vor allem aber bei Standpositionen wichtig, dass wir barfuß üben, mit möglichst engem Kontakt zur Erde.

Komme in einen hüftbreiten Stand, die Füße sind dabei direkt unter dem Becken, die Zehen zeigen gerade nach vorne. Drücke die Füße in den Boden, belaste die gesamte Fußsohle von den Zehenspitzen bis zur Ferse. Aktiviere das Fußgewölbe. Aktiviere den Beckenboden und zieh das Schambein in Richtung Nabel, um deine Körpermitte zu stabilisieren. Rolle die Schultern nach hinten unten und hebe das Brustbein. Erst jetzt hebe die Arme über den Kopf und strecke dich in Richtung Himmel. Lass die Schultern dabei weiterhin möglichst entspannt nach unten sinken. Nimm einige tiefe Atemzüge in dieser Position, lenke den Fokus dabei auf die energiebringende Einatmung. Halte die Position 3 – 5 Minuten oder gerne auch länger.

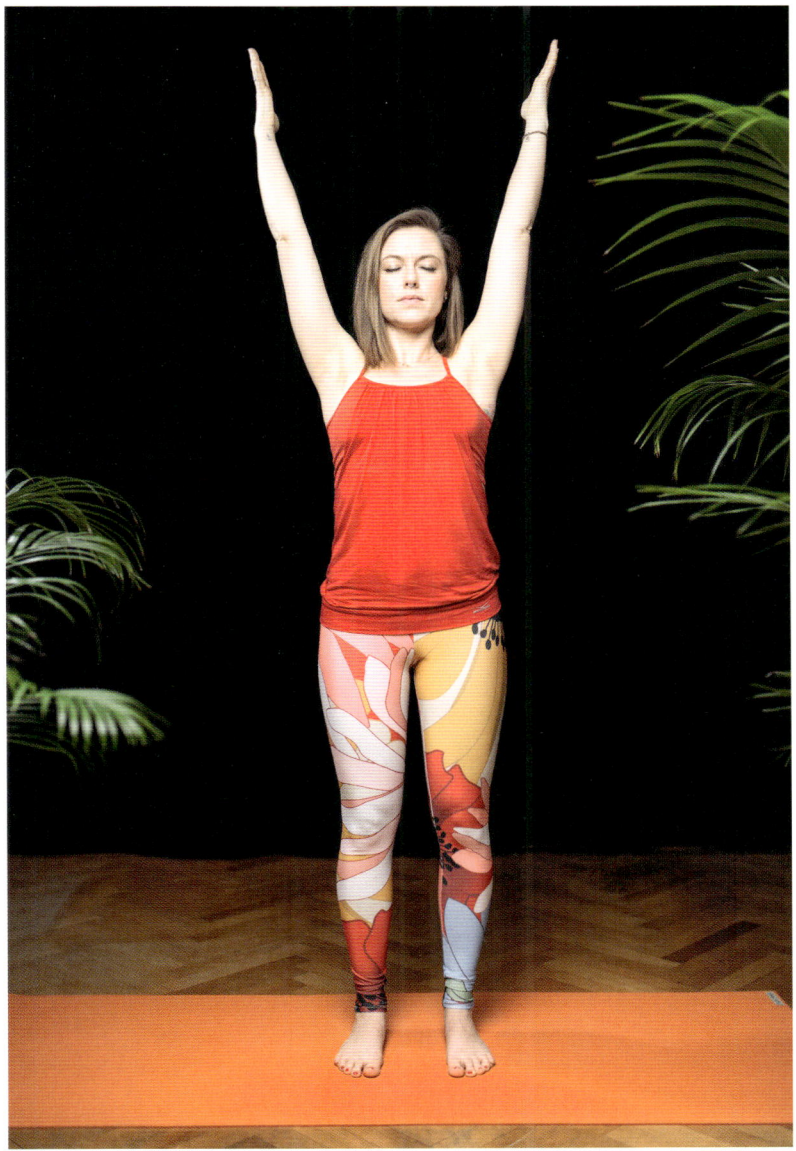

GENIESSERIN

Diese Position ist als Variante des Berges (siehe Seite 132) zu verstehen. Die Ausgangshaltung ist dieselbe, jedoch beugst du dann die Arme und bringst die Hände verschränkt an den Hinterkopf. Dabei kannst du dich leicht zurücklehnen und das Brustbein noch etwas höher heben. (Komme nur so weit in die Rückbeuge, wie du die Anstrengung in der Körpermitte, speziell mit der Bauchmuskulatur, halten kannst.) Dadurch wird der Brustkorb geweitet und die (Ein-)Atmung zusätzlich vertieft. Diese Asana ist Ausdruck des entspannten, genussvollen Zurücklehnens im Moment. Ganz im Sinne der tantrischen Philosophie: Öffne dich für alles, was da ist – und erkenne, dass in jedem Augenblick ungeheure Energie liegt, wenn wir durch die Schleier unserer Bewertung hindurchschauen.

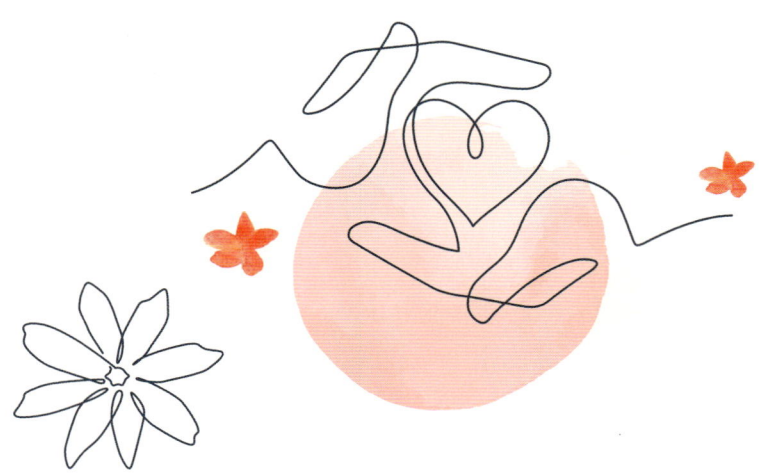

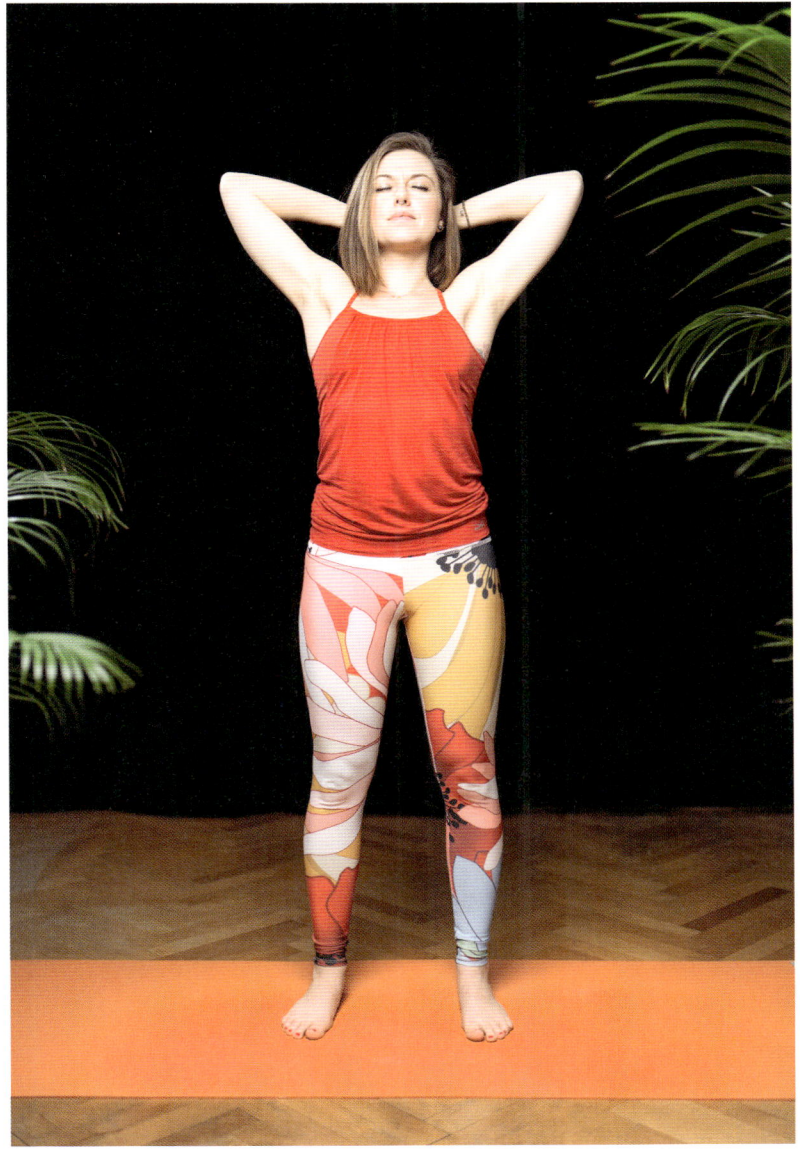

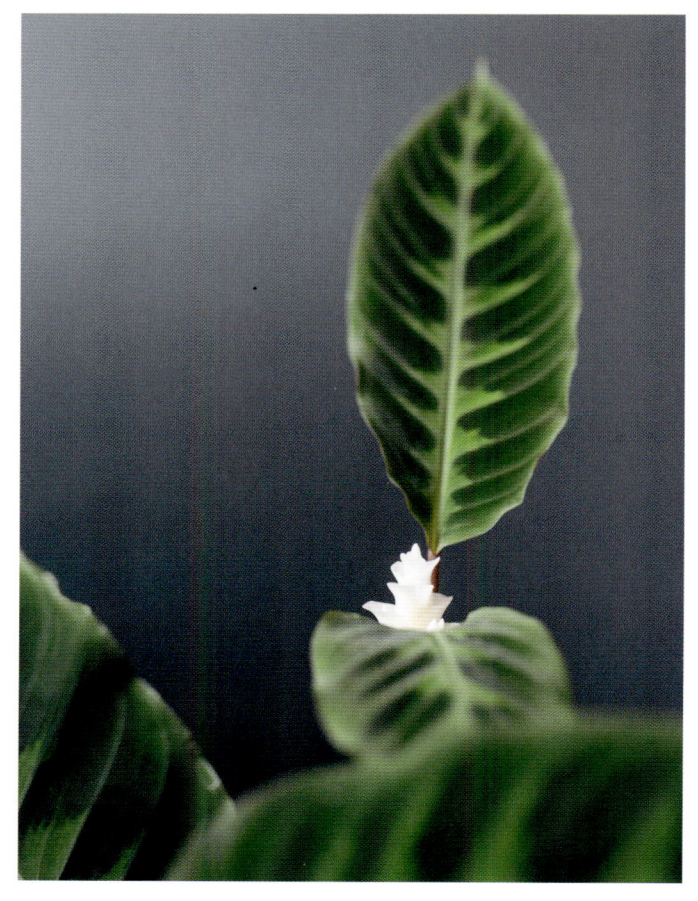

Dein Potenzial:
klar, stark, frei, strahlend.

YOGA NIDRA

Yoga Nidra ist eine tantrische Technik der Tiefenentspannung und wird auch als der „yogische Schlaf" bezeichnet. Der Name mag irreführend sein, denn wir schlafen dabei nicht wirklich. Der Sehsinn macht Pause, dafür ist das Hören und Spüren umso aktiver, während wir den Anweisungen der Lehrerin oder des Lehrers folgen. Das Bewusstsein dehnt sich dabei aus und wir erreichen in diesem Zustand tiefer Entspannung und großer Aufmerksamkeit auch tieferliegende Schichten im Un- und Unterbewussten. Das Wunderbare daran: Ohne, dass wir uns anstrengen müssen, aktivieren wir mit Yoga Nidra unsere Selbstheilungskräfte und arbeiten auf, was wir an Blockierendem abgespeichert haben und was nun an die Oberfläche kommen und sich lösen darf. Yoga Nidra ist eine faszinierende Technik, deren positive Einflüsse bereits vielfach erforscht und belegt wurden. Der für mich angenehmste Nebeneffekt ist das Gefühl von Erfrischung und Erholung, das sich bereits nach kurzen Yoga-Nidra-Einheiten einstellt, ähnlich wie bei einem Powernap. Auch in meiner kreativen Arbeit als Werbetexterin und Kurzgeschichtenautorin unterstützt mich Yoga Nidra: Es beruhigt meine Gehirnströme so weit, dass ich weit über das Alltagsbewusstsein hinausgehen und dorthin gelangen kann, wo mein intuitives, kreatives Potenzial liegt. Immer wieder tauchen während oder nach Yoga Nidra spontan Ideen und Lösungen auf, ohne dass ich mich aktiv mit dem Problem auseinandersetze. Die Erfahrung, dass Entspannung große Erkenntnisse mit sich bringen kann, haben auch bereits zahlreiche meiner Klientinnen gemacht: Sie sind immer wieder fasziniert davon, was es bewirken kann, einfach mal loszulassen und sich einzulassen auf die Reise nach innen.

Nachfolgend findest du einen Text, den du auch als *geführte Meditation mit deinem Code* (siehe Seite 6) auf meiner Website herunterladen kannst. Ich selbst weiß, dass die Stimme der Person, die uns anleitet, einen großen Einfluss auf die Entspannung hat. Wenn dir also meine Stimme nicht zusagt, bitte eine Person, deren Stimme du magst, dir den Text vorzulesen. Noch praktischer: Lass diese Person den Text beispielsweise mittels Sprachaufnahme am Smartphone aufnehmen und nutze diese Audiodatei für deine Entspannung.

DU BRAUCHST:

- Kleidung, in der dir warm genug ist, wenn du länger auf dem Boden liegst;
- Decke und Polster;
- eine ruhige Atmosphäre, in der du für die Dauer der Meditation nicht gestört wirst;
- evtl. ein Augenkissen, ein Tuch oder Ähnliches zum Bedecken deiner Augen, da sich in der Dunkelheit die Entspannung zusätzlich vertieft.

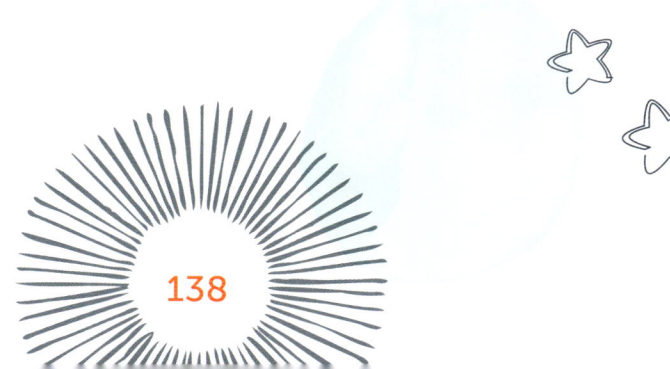

Deine Audio-Anleitung findest du unter
www.sunshine-yoga.at

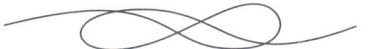

Lege dich in Rückenlage auf den Boden. Dein Körper liegt ausgestreckt und vom Kopf bis zu den Zehen in einer geraden Linie. Dein Körpergewicht ist gleichmäßig verteilt.

Deine Beine sind leicht geöffnet, deine Fußspitzen fallen locker auseinander. Deine Arme liegen ein Stück entfernt vom Oberkörper, die Handflächen weisen nach oben, die Finger sind locker geöffnet. Dein Kiefer ist entspannt, auch die Zunge liegt entspannt im Mund. Deine Lippen sind sanft geschlossen.

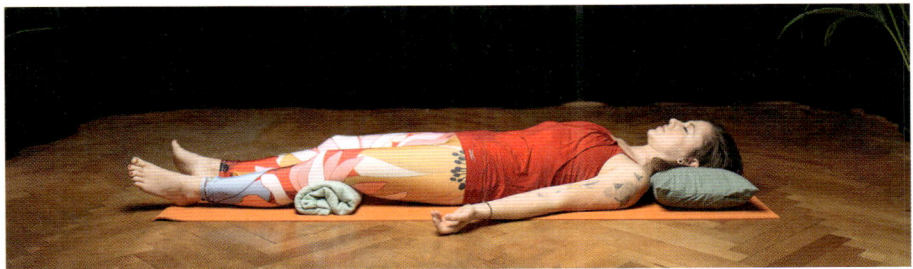

Werde dir deines ganzen Körpers bewusst und prüfe, ob du angenehm liegst. Wenn du etwas verändern möchtest, tue es jetzt. Während der Übung solltest du dich nicht mehr bewegen.

Sage dir dann einige Male gedanklich: „Ich mache jetzt Yoga Nidra. Ich bleibe während der ganzen Übung wach und aufmerksam." Das ist sehr wichtig: Die Entspannung wird zwar tief und es stellt sich ein ähnliches Gefühl ein, wie du es kurz vor dem Einschlafen hast. Du solltest jedoch wach bleiben. Genieße die tiefer werdende Entspannung ganz bewusst. Beobachte aufmerksam.

Nimm einige tiefe Atemzüge. Atme tief ein und lass mit der Ausatmung alle Anspannung auf körperlicher Ebene in den Boden abfließen. Atme nochmals tief ein und lass mit der nächsten Ausatmung alle geistige Anstrengung, alle Gedanken, Sorgen und Pläne einfach los. Und nun atme nochmals tief ein und lass mit der Ausatmung alle Anspannung im Herzraum los.

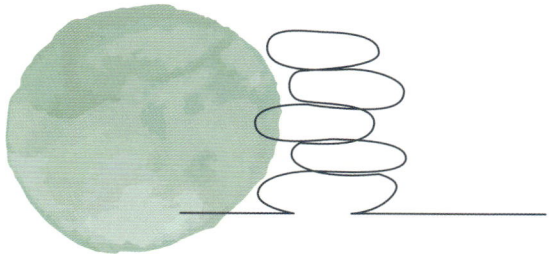

Lenke nun die Wahrnehmung zuerst nach außen. Lausche auf Geräusche, die aus der Ferne zu dir dringen. Lass sie kommen und gehen. Benenne sie nicht. Höre dann auf Geräusche aus deiner Nähe. Höre, ohne darüber nachzudenken, woher die Geräusche kommen. Bewege dich leicht von einem Geräusch zum nächsten.

Werde dir des Raumes bewusst, in dem du dich befindest. Spüre den Boden, der dich trägt, seine Temperatur und Festigkeit. Nimm die Luft wahr, die du atmest, ihren Geruch. Werde dir deiner Atmung bewusst und beobachte, wie die Atmung deinen Bauch bewegt. Einatmen – der Bauchnabel hebt sich. Ausatmen – der Bauchnabel senkt sich. Einatmen – der Bauchnabel hebt sich. Ausatmen – der Bauchnabel senkt sich.

Werde dir jetzt deines Körpers bewusst. Lenke die Aufmerksamkeit zuerst in die großen Teile deines Körpers, um eine erste Entspannung herzustellen. Durch die enge Verbindung von Körper und Geist werden sich Verspannungen ohne jede An-strengung lösen. Berühre mit deiner Wahrnehmung die Füße, die Beine, den Po, den Rücken, den Bauch und die Brust. Berühre deine Hände, jeden einzelnen Finger, die Arme, die Schultern, den Nacken und Hals, den Kopf. Berühre die geschlossenen Augen und die Mitte deiner Stirn.

Nimm den ganzen Körper wahr.

Yoga Nidra beginnt nun mit dem Kreisen des Bewusstseins mit dem Körper. Bringe die Wahrnehmung zu dem jeweiligen Körperteil, der genannt wird. Bewege dich in schneller Folge von einem Körperteil zum anderen, ohne dich anzustrengen. Mache dir ein Bild von dem Körperteil, benenne ihn gedanklich – und dann bewege dich weiter. Bleibe achtsam.

Lenke die Wahrnehmung zur rechten Körperseite, zur rechten Hand. Daumen, Zeigefinger, Mittelfinger, Ringfinger, kleiner Finger. Alle fünf Finger. Handfläche, Handrücken, Handgelenk. Unterarm, Ellbogen, Oberarm, Schulter. Achselhöhle, Taille, rechte Hüfte. Oberschenkel, Knie, Unterschenkel. Fußgelenk, Ferse, Fußsohle. Großer Zeh, zweiter Zeh, dritter Zeh, vierter Zeh, kleiner Zeh. Alle fünf Zehen. Der ganze rechte Fuß. Die ganze rechte Körperseite.

Überprüfe deine Achtsamkeit. Komme zur linken Seite des Körpers, zur linken Hand. Daumen, Zeigefinger, Mittelfinger, Ringfinger, kleiner Finger. Alle fünf Finger. Handfläche, Handrücken, Handgelenk. Unterarm, Ellbogen, Oberarm, Schulter. Achselhöhle, Taille, linke Hüfte. Oberschenkel, Knie, Unterschenkel. Fußgelenk, Ferse, Fußsohle. Großer Zeh, zweiter Zeh, dritter Zeh, vierter Zeh, kleiner Zeh. Alle fünf Zehen. Der ganze linke Fuß. Die ganze linke Körperseite.

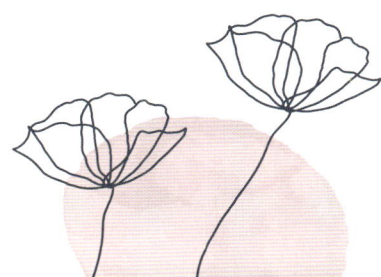

141

Komme zur Rückseite des Körpers. Rechte Pohälfte. Linke Pohälfte. Rechtes Schulterblatt. Linkes Schulterblatt. Rechte Seite des Rückens. Linke Seite des Rückens. Der ganze Rücken. Die ganze Wirbelsäule. Die ganze Wirbelsäule, vom Steißbein bis zum Kopf. Nacken, Hinterkopf, die Krone des Kopfes. Die ganze Körperrückseite.

Komme zur Vorderseite. Stirn. Rechte Schläfe, linke Schläfe. Rechte Augenbraue, linke Augenbraue. Rechtes Auge, linkes Auge. Der Mittelpunkt zwischen den Augenbrauen. Rechtes Ohr, linkes Ohr. Rechte Wange, linke Wange. Rechtes Nasenloch, linkes Nasenloch, Nasenrücken. Die ganze Nase. Die Nasenspitze. Oberlippe, Unterlippe, Zunge. Kinn, Hals. Rechte Brust, linke Brust. Die ganze Brust. Oberbauch, Bauchnabel, Unterleib. Der ganze Bauch. Die ganze Körpervorderseite.

Komme zu den großen Teilen des Körpers. Beide Beine gleichzeitig. Das ganze rechte Bein. Das ganze linke Bein. Beide Arme zusammen. Der ganze rechte Arm. Der ganze linke Arm. Beine und Arme zusammen. Der ganze Rumpf. Der ganze Kopf. Der ganze Körper ... der ganze Körper ... der ganze Körper.

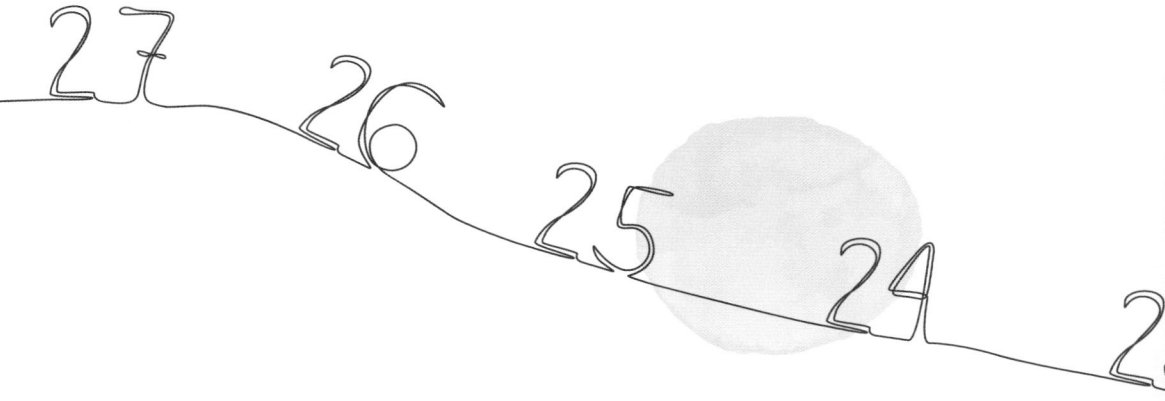

Nimm den ganzen Körper wahr – vom Kopf bis zu den Zehenspitzen, zurück zum Kopf und bis zu den Fingerspitzen. Lenke nun die Aufmerksamkeit zu jenen Körperteilen, die den Boden berühren. Werde dir dieser Berührungspunkte bewusst: Rechte Ferse und Boden. Linke Ferse und Boden. Rechte Wade und Boden. Linke Wade und Boden. Die Rückseite des rechten Oberschenkels und Boden. Die Rückseite des linken Oberschenkels und Boden. Po und Boden. Rücken und Boden. Rechter Handrücken und Boden. Linker Handrücken und Boden. Hinterkopf und Boden. Alle Punkte, die den Boden berühren, zugleich. Werde dir wieder des ganzen Körpers bewusst.

Lenke die Aufmerksamkeit auf den Atem und beobachte, wie sich der Bauch mit der Ein- und Ausatmung hebt und senkt. Beobachte deine Atmung.

Beginne jetzt damit, die Atemzüge zu zählen. Beginne bei 27 und zähle rückwärts. 27 – der Nabel hebt sich. 27 – der Nabel senkt sich. 26 – der Nabel hebt sich. 26 – der Nabel senkt sich. Gehe auf diese Weise zurück bis zu 1. Sage dir die Zahlen gedanklich vor, während du die Bewegung des Bauchnabels beobachtest. Wenn du beim Zählen durcheinander gerätst oder bei 1 angelangt bist, beginne wieder bei 27. Bleibe achtsam.

Beende nun das Zählen. Werde dir wieder des ganzen Körpers bewusst. Du wirst jetzt gegensätzliche Empfindungen in dir wachrufen. Das geschieht mit Hilfe der Willenskraft. Außen um dich herum verändert sich nichts. Es ist ausschließlich die Wahrnehmung, die sich verändert.

Dein Körper ist schwer, schwer wie Blei, schwer wie ein Fels. Jeder Teil des Körpers ist bleischwer. Der Körper ist so schwer, dass er immer weiter in den Boden sinkt.

Verändere nun die Wahrnehmung. Dein Körper ist leicht, leicht wie eine Feder. Jeder Teil des Körpers ist leicht, so leicht, dass du über dem Boden schwebst. Schwerelos.

Schwer, dein Körper ist bleischwer. Leicht, dein ganzer Körper ist leicht, leicht wie eine weiße Wolke.

Wieder veränderst du die Wahrnehmung. Erwecke ein Gefühl der Kälte. Stelle dir vor, dein Körper ist eisiger Kälte ausgesetzt. Erinnere dich an eine solche Erfahrung und hole sie aus dem Unterbewusstsein weit nach oben. Stelle dir vor, du stehst barfuß auf eiskaltem Boden, die Kälte dehnt sich über die Füße und Beine im ganzen Körper aus. Kalt, dein Körper ist eiskalt.

Erwecke nun ein Gefühl der Hitze. Stelle dir vor, der Körper ist glühender Hitze ausgesetzt. Du stehst in der Wüste, weit und breit kein Schatten. Heiß, dein ganzer Körper ist brennend heiß.

Kalt, eisig kalt, dein ganzer Körper ist kalt. Heiß, brütend heiß, der ganze Körper ist heiß.

Abermals veränderst du die Wahrnehmung. Erinnere dich nun an einen starken Schmerz oder tiefe Traurigkeit. Hole die Erinnerung an die Oberfläche und erlebe den Schmerz noch einmal. Erlaube dem Schmerz, in aller Deutlichkeit nochmals lebendig zu werden. Schmerz, du bist erfüllt von Schmerz.

Verändere nun die Wahrnehmung. Erwecke ein Gefühl der Freude, des Glücks. Erinnere dich an etwas, was dich zutiefst glücklich gemacht hat. Lass diese Freude dein ganzes Sein durchziehen. Rufe diese Empfindung wach und werde nochmals diese umfassende Freude.

Schmerz – du spürst tiefen Schmerz. Freude – du bist erfüllt von Freude.

Lenke nun die Aufmerksamkeit auf den Bereich hinter deinen geschlossenen Augen. Stelle dir hier einen blühenden Garten vor. Dieser Garten dehnt sich unendlich weit aus, weiter als deine Augen sehen können. Stelle dir fruchtbaren Boden unter deinen Füßen vor, dunkle, reiche Erde, die alles nährt, was in deinem Garten wächst. Stelle dir vor, wie du behutsam ein Samenkorn in diese Erde legst. Dieses Samenkorn steht für deinen tiefsten Wunsch, deinen Herzenswunsch, dein Sankalpa. Du brauchst dich nicht anzustrengen. Ganz leicht wird sich dein Wunsch im Herzen formulieren und nach oben treten. Wiederhole einige Male deinen Wunsch, deinen Vorsatz, dein Sankalpa voller Vertrauen. Vertraue darauf, dass das, was du dir auf diese Weise vornimmst, sich mit Sicherheit in deinem Leben verwirklichen wird. Vertraue darauf, dass deine „innere Mutter Erde" dafür Sorge trägt, dass dein Wunsch sich erfüllen kann. Sieh zu, wie die Sonne die Erde wärmt, in der dein Wunsch ruht. Sieh zu, wie nährender Regen auf den Boden fällt und dein Samenkorn sich zu regen beginnt. Sieh zu, wie dein Samenkorn, dein Wunsch Wurzeln schlägt und langsam ein kleines, grünes Pflänzchen daraus hervorsprießt. Hole dir noch einmal deinen Wunsch in aller Deutlichkeit vor dein inneres Auge und wiederhole deinen Satz dreimal in tiefem Vertrauen.

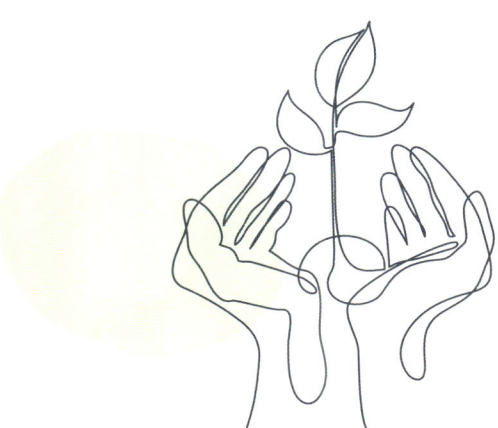

Nun lass dein Sankalpa behutsam gehen. Verlasse deinen fruchtbaren inneren Garten und bewege dich langsam von der inneren Welt zurück in die äußere Welt. Werde dir deines ruhigen und langsamen Atems bewusst. Nimm die Luft wahr, die du atmest. Nimm den Körper wahr, der völlig entspannt hier liegt. Spüre den Boden, der dich trägt. Lass Geräusche von außen wieder an dein Ohr dringen. Bleibe ruhig und still liegen. Die Augen sanft geschlossen.

Erst jetzt beginne langsam, behutsam, liebevoll den Körper zu bewegen. Die Füße zuerst, dann die Hände. Die Beine und Arme. Vielleicht möchtest du gähnen und dich räkeln und strecken. Drehe und bewege dich in alle Richtungen und rolle dich dann langsam auf eine Seite deiner Wahl. Bleibe hier noch für zwei, drei tiefe Atemzüge liegen. Lass dir Zeit. Du hast alle Zeit, die du brauchst.

Wenn du dich bereit fühlst, richte dich langsam auf. Komme in einen aufrechten Sitz. Lege die linke Handfläche aufs Herz, die rechte darüber. Atme nochmals tief in deine Hände ein. Und dann öffne langsam blinzelnd deine Augen.

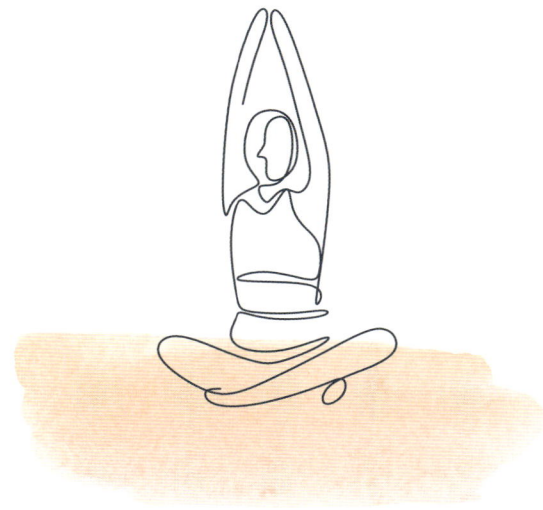

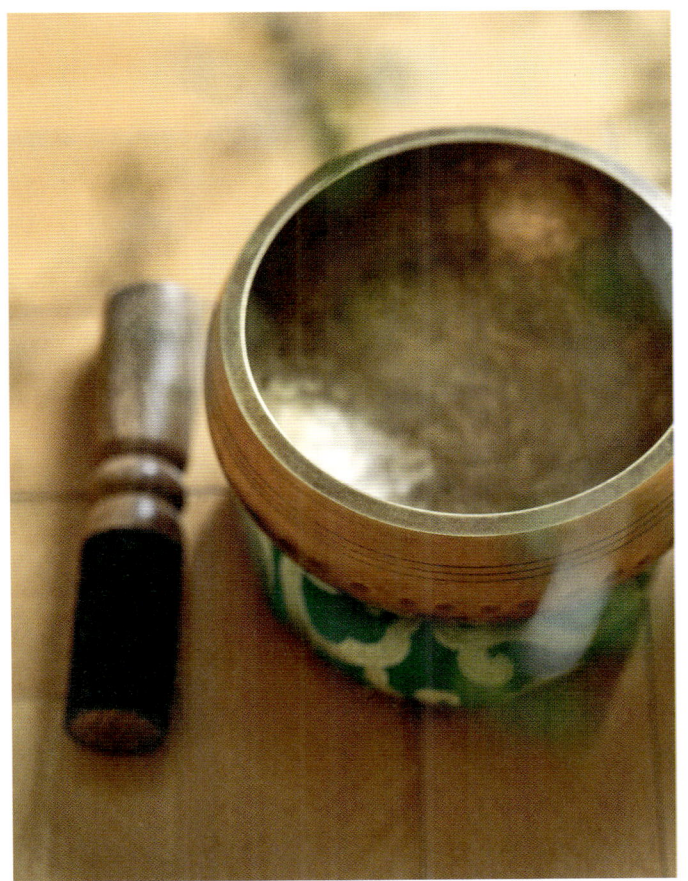

*Freude: deine
ureigenste Schwingung.*

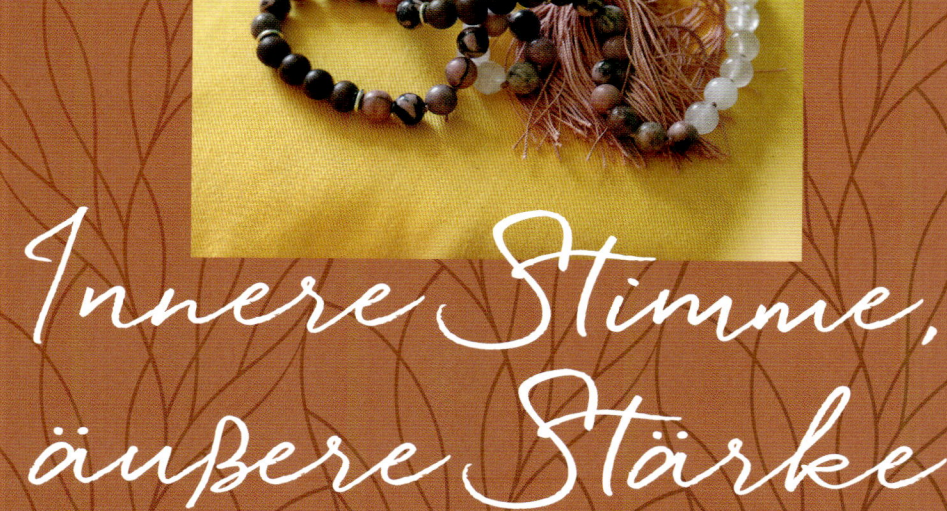

KAPITEL 6

Innere Stimme, äußere Stärke

ÜBUNGEN FÜR MEHR SELBSTVERTRAUEN

„MEIN LEBEN IST MEINE BOTSCHAFT."

MAHATMA GANDHI

Mit dem ersten Kind nimmt man eine bis dahin unbekannte Rolle ein. Noch dazu eine, die sich gerade zu Beginn, wenn das Kind noch sehr klein ist und sich schnell entwickelt, rasch verändert und fast täglich neue Herausforderungen mit sich bringt. Das kann gelegentlich beängstigend wirken – vor allem dann, wenn im Außen viele Menschen mitreden, Tipps geben und persönliche Erfahrungen mitteilen wollen. Dabei verliert man sich als Jungmama mit eigenen Ansichten und Bedürfnissen nicht selten selbst aus den Augen. Was ich in meinen Yogakursen für Schwangere und Mamas mit Baby immer wieder bemerke: Die Themen Selbstbewusstsein und Intuition gehen tief und lassen sehr viele, große Emotionen an die Oberfläche treten. Nach Yogastunden, die sich mit diesen Themen auseinandersetzen, bekomme ich häufig Nachfragen per Mail oder Telefon oder die Teilnehmerinnen kommen gleich nach der Stunde zu mir, weil sie mehr über zusätzliche Übungen wissen möchten.

Intuition ist für mich die innere Stimme, die mir zuverlässig sagt, wo es lang geht. Und zwar nicht auf irgendeinem Weg, sondern auf meinem eigenen, ganz persönlichen. Dabei geht Intuition Hand in Hand mit Authentizität. Echt sein als Mama, gelegentlich auch ungehindert aller äußeren Einflüsse: Das ist die große Kunst.

Um zu erkennen, was mir und meinem Kind guttut, das nicht aus den Augen zu verlieren und es auch einmal zu verteidigen, wenn nötig: Dafür braucht es die Kriegerin in uns.

WALL OF EXCELLENCE

Als Kriegerin sammeln wir Erfolge, wir erinnern uns gerne an kleinere und größere Schlachten, die wir gewonnen haben und tauchen auch später immer wieder ein in die Bestärkung, die davon ausgeht. Oder wir genießen es, wenn andere unsere Stärken rühmen. Im Mentaltraining sprechen wir von „Moments of Excellence". Von Momenten also, in denen es uns bereits gelungen ist, genau jene Qualitäten zu leben, die uns wichtig sind. In denen es uns gelungen ist, unseren Vorstellungen entsprechend zu handeln, Situationen zu gestalten und Herausforderungen zu meistern. Diese Momente zu visualisieren, kann vor allem dann von großem Nutzen sein, wenn wir das Gefühl haben, dass es irgendwie nicht so wirklich klappt mit dem Mama-Sein, wenn die Zweifel groß werden und die innere Stimme zum unsicheren Flüstern und Nuscheln mutiert. Indem wir uns an Erfolge erinnern, erinnern wir uns auch gleichzeitig an unser Potenzial und unsere Fähigkeit, das zu tun, was wir für richtig halten. Man kann das natürlich ganz für sich im Geiste durchspielen und tagträumen. Noch wirkungsvoller aber ist es, „Moments of Excellence" sichtbar zu sammeln und Erfolge zu feiern.

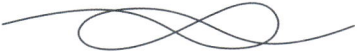

Für diese Übung brauchst du einen Bogen Papier (die Größe bestimmst du selbst, größer als DIN A4 wäre gut), Post-its und farbige Stifte. Finde einen Titel, den du mit einem bunten Stift groß oben auf dein Arbeitsblatt schreibst. „Applaus!" wäre eine Möglichkeit, „Kriegerin des Herzens", „Heldin des Alltags" oder was auch immer dir gefällt und was deine Wertschätzung dir selbst gegenüber kraftvoll zum Ausdruck bringt.

Nimm dann die Post-its zur Hand und schreibe auf jeden kleinen Zettel einen „Moment of Excellence", einen persönlichen Mama-Erfolg. Schreibe alles auf, was dir einfällt, und verteile die Post-its auf dem Papierbogen. Von der Schwangerschaft und Geburt über liebevoll geschmierte Pausenbrote bis hin zu einem kindlichen „Mama, du bist die Beste!" beim Schlafengehen darf alles Platz finden, was dir zuletzt ein gutes Gefühl gegeben hat. Wenn du alles notiert hast, suche für das Plakat einen geeigneten Platz und hänge es dort auf. Es sollte auch im Alltag immer mal wieder für dich gut sichtbar werden, was du als Mama schon alles geschafft hast. (Die hinterste Ecke im Keller ist demnach kein guter Platz zum Aufhängen. Zeige, was du drauf hast!). Das Gute an einem großen Papierbogen: Es ist Platz, um laufend neue „Moments of Excellence" zu ergänzen! Du verdienst eine „Wall of Fame", da bin ich sicher.

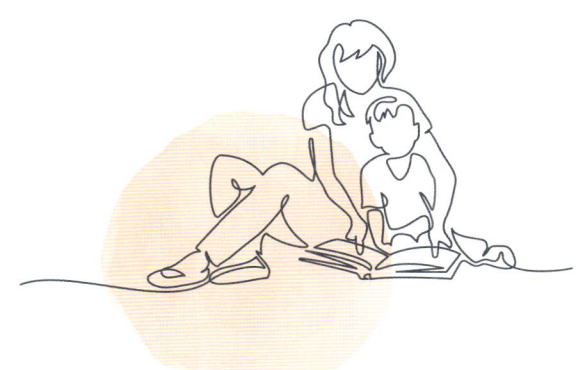

MENTALER SCHUTZ

Die immergleichen Diskussionen, Belehrungen und Ratschläge können auf Dauer zum Energiefresser werden. Hier kann es hilfreich sein, sich daran zu erinnern, dass man sich jederzeit gegenüber diesen Einflüssen abschotten kann. Du musst nicht alles auffangen, was dir zugeworfen (oder an den Kopf geworfen) wird. Dein mentaler Schutzschild kann ein Kreis aus Licht sein, eine schillernde Seifenblase, eine Hecke aus bunten Blumen oder auch ein ganz anderes Bild, mit dem du dich wohlfühlst. Der Schutzschild ist genau so groß, wie du deine Komfortzone im jeweiligen Moment haben möchtest. Manchmal kannst du Dinge näher heranlassen, ohne dass es dich negativ berührt, manchmal brauchst du mehr Distanz. Dein Schutzschild passt sich der Situation an. Wie dieser Schutzschild aussieht, ist nicht so wichtig. Entscheidend ist, dass du das gute Gefühl erhältst, dass du nicht wehrlos dem ausgeliefert bist, was von außen auf dich einprasselt. Du darfst selbst bestimmen, was du zu dir hereinlässt. Manches möchtest du vielleicht annehmen, doch du musst definitiv nicht alles in deinen Bereich eindringen lassen. Diesen mentalen Schutz hast du immer dabei: Du kannst ihn anwenden, wenn dein Kind gerade einen Trotzanfall hat, wenn deine kinderlose Nachbarin Erziehungstipps vorbringt oder dir eine andere Mutter aus der Krabbelgruppe erzählt, was ihr Kind schon alles kann (mit diesem „Im Gegensatz zu deinem Kind"-Unterton).

In meiner bisherigen Arbeit als Mentaltrainerin habe ich festgestellt, dass viele Menschen bereits ganz natürlich über so ein Bild von einem Schutzschild verfügen. Vielleicht hast auch du schon diese Technik intuitiv angewendet, ohne dass du dir dessen bewusst warst. Nimm dir einfach einen Moment Zeit und lass vor deinem inneren Auge spontan ein Bild entstehen, das sich für dich stimmig anfühlt. Und dann probiere es am besten gleich aus, wenn du das nächste Mal mit unguten Energien von außen konfrontiert bist, die du nicht an dich heranlassen möchtest. Beginne mit Situationen, die du emotional und mental gut bewältigen kannst, und arbeite dich dann vor zu größeren „Gegnern", die dich im Alltag herausfordern. Regelmäßiges Training macht die Meisterin.

DIE STIMME ERHEBEN

Das Kehlchakra ist jenes Energiezentrum, das mit dem Ausdruck unseres Innersten in Verbindung gebracht wird. Ein freies Kehlchakra ermöglicht uns unter anderem, offen und ohne Scheu zu kommunizieren, was uns am Herzen liegt. Neben dem Singen (Chanten) von Mantras sind auch Tönübungen eine gute Möglichkeit, das Kehlchakra zu stimulieren, zu aktivieren und zu stärken. Kinder sind in diesem Punkt gute Lehrmeister: Sie werden laut, wenn sie – egal in welcher Weise – aufgeregt sind, auf sich aufmerksam machen und ausdrücken wollen, was sie innerlich bewegt. Sie singen, sie schreien, sie lachen laut. Wir Erwachsenen können uns da ruhig öfter mal eine Scheibe abschneiden – es täte nicht nur unserem Kehlchakra gut!

Eine einfache und wirkungsvolle Übung ist das Tönen der Buchstaben A, O, U und M, idealerweise in Kombination mit Bewegungen, die die Qualität des jeweiligen Buchstabens zum Ausdruck bringen.

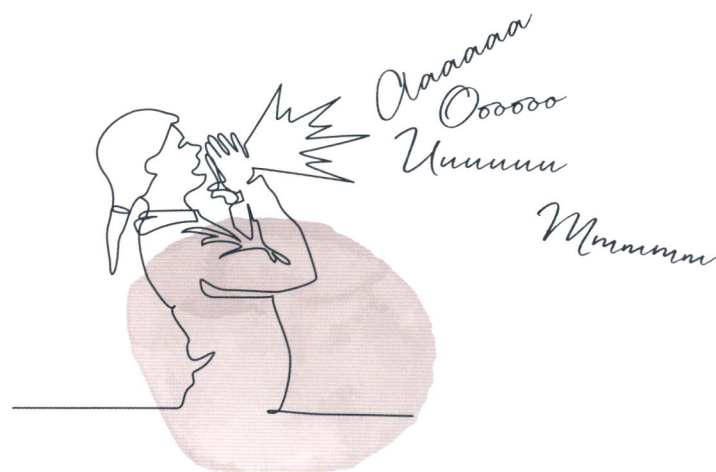

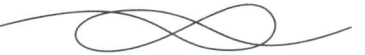

Stelle dich etwas breiter als hüftbreit hin, Wirbelsäule aufrecht, Beine minimal gebeugt für einen entspannten, weichen Stand. Stehe gerne barfuß, damit du den Boden unter dir gut spürst, du dich erden und verwurzeln kannst.

Strecke dann die Arme in einem großen V nach oben zur Decke, hebe das Brustbein, hebe den Blick und töne dann tief aus dem Bauch heraus: „Aaaaaa".

Forme dann mit den Armen einen großen Kreis vor dem Brustkorb, als würdest du eine Kugel umarmen. Mache den Rücken breit und rund. Töne dabei: „Oooooo".

Öffne die Arme von hier aus weit auf Schulterhöhe, sodass deine Arme und dein Brustkorb ein U formen. Töne passend dazu: „Uuuuuu".

Und zum Schluss lege deine Handflächen auf dein Herz oder deinen Bauch und töne mit geschlossenen Lippen ein sanft vibrierendes „Mmmmm" (genussvoll, sinnlich, als hättest du gerade etwas Köstliches gegessen).

Wiederhole diese Übung so lange, bis du spürst, dass mögliche anfängliche Unsicherheiten Stück für Stück abfallen, sich körperliche Blockaden lösen und du schließlich als Ganzes mittönst und mitschwingst. Vielleicht hast du danach noch Lust, dich auszuschütteln und / oder zu deinem Lieblingssong durch den Raum zu tanzen.

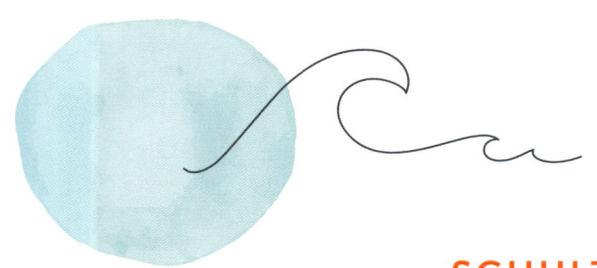

SCHULTERSTAND

Der Schulterstand wird auch als die „Königin der Asanas" bezeichnet. Es ist eine Umkehrposition, die – im Gegensatz zum Hand- oder Kopfstand – jedoch nicht aktivierend, sondern beruhigend wirkt, da die Körperrückseite gedehnt wird. Ein weiterer Vorteil, der vor allem in unserem Kontext hier bedeutsam ist: Der Schulterstand wirkt stimulierend auf das Kehlchakra. Wir erzeugen mit der Asana in diesem Bereich Enge, die Energie wird gestaut – und alles Angestaute dann mit dem Herauskommen aus der Position aufgelöst. (Ich stelle mir das gerne wie bei einem Stausee vor: Wir bauen zuerst einen Damm, das Wasser staut sich auf – und schließlich öffnen wir die Schleusen, fluten den Bereich hinter dem Damm und spülen alles fort, was sich dort angesammelt hat.) Eine wunderbare Übung für alle, denen es gelegentlich schwerfällt, Herz über Kopf frei auszusprechen, was sie denken und fühlen.

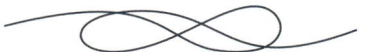

ACHTE BEI DIESER ÜBUNG DARAUF, dass Hals und Nacken entspannt bleiben. Nutze gerne die Hände, um dein Becken zu stützen, und deine Oberarme, um das Gewicht deines Körpers zu tragen. Auch ein sanfter Druck des Hinterkopfes gegen den Boden kann entlastend auf die Halswirbelsäule wirken. Bleibe anfangs 1 – 2 Minuten in dieser Position und steigere dich langsam, wenn du merkst, dass diese Übung für dich ohne Beschwerden in der Halswirbelsäule möglich ist.

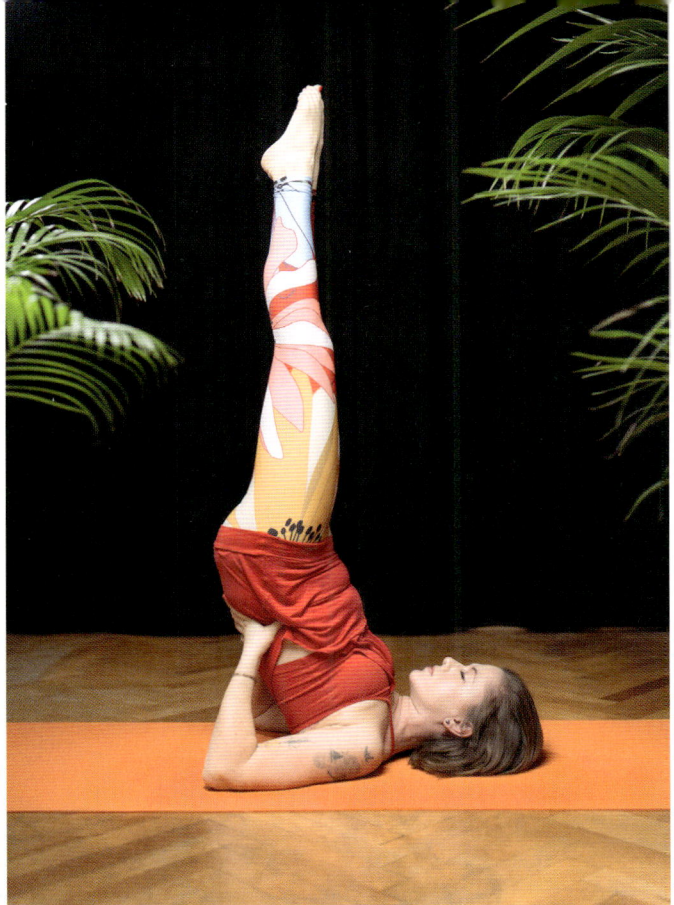

Variante:

Fällt das Einnehmen dieser Asana nicht kinderleicht (weil Po und Beine nicht nach oben wollen oder es zu Schmerzen beispielsweise in der Halswirbelsäule führt), kann auch ein Gegenstand (Yogablock, dickes Kissen, Bücherstapel o. Ä.) unter das Kreuzbein gelegt und die Beine auf diese Weise angehoben werden. Durch die geringere Höhe ist zwar die Wirkung auf das Kehlchakra geringer, eine größere Weite im Kehlraum bedeutet aber gleichzeitig auch größere Entlastung für die Halswirbelsäule!

FISCH

Wo im Schulterstand stimulierende Enge herrscht, darf im Fisch große Freiheit entstehen. Diese Asana öffnet die Atemwege und vertieft die Atmung. Auf sanfte Weise stellt sich das Herz auch hier über den Kopf und es wird das hingebungsvolle Fühlen gegenüber dem rationalen Handeln betont.

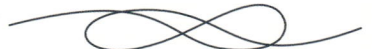

Bei der klassisch-aktiven Form des Fisches stützt du dich aus der Rückenlage heraus auf deine Unterarme. Dabei liegen die Handflächen entweder unter dem Gesäß oder neben dem Körper auf dem Boden. Ziehe die Ellbogen nach innen und hebe das Brustbein weit nach oben. Lege nun den Kopf behutsam weiter in den Nacken und lasse auf diese Weise den Scheitel zum Boden sinken. Das Herz bleibt angehoben.

Eine Variante, die ich besonders liebe, ist der unterstützte Fisch. Anstelle der Hände und Unterarme trägt ein Gegenstand – ein Yogablock, ein dickes Kissen oder Ähnliches – das Gewicht des Oberkörpers. So wird das Herz ganz entspannt nach oben gehoben und die Brustmuskulatur dehnt sich sanfter, als wenn wir uns mit Muskelkraft nach oben stemmen.

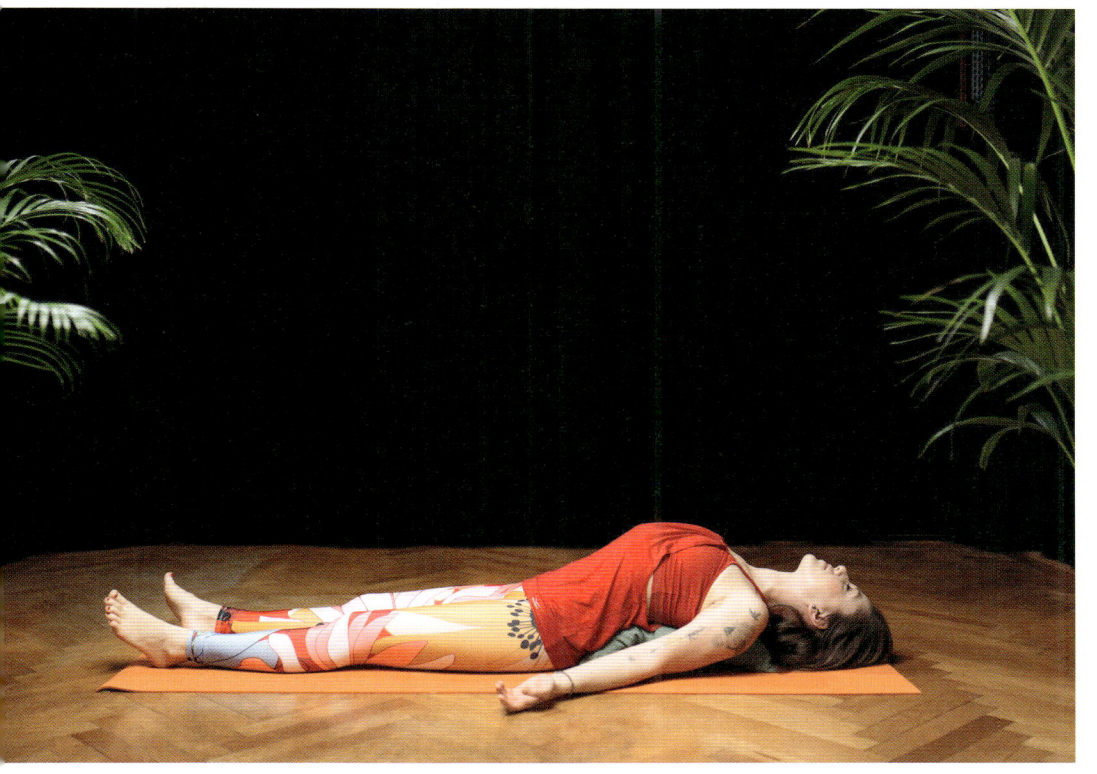

159

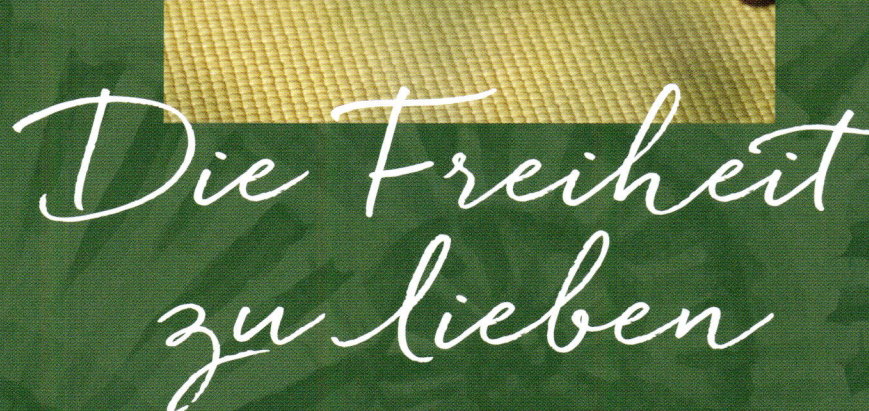

KAPITEL 7

Die Freiheit zu lieben

ÜBUNGEN FÜR MEHR VERBUNDENHEIT

„DER VERSTAND DREHT DURCH, WENN ER NICHT VOM HERZEN GEFÜHRT WIRD."

MARIANNE WILLIAMSON

Schon im Kapitel Selbstfürsorge haben wir uns daran erinnert: Liebe beginnt bei uns selbst. Indem wir den Blick auf uns richten, unsere Gedanken und Gefühle beobachten, unsere Sinne schärfen für das, was uns ganz nahe ist, kultivieren wir die Fähigkeit wahrzunehmen, was um uns herum ist. Wir werden liebenswürdiger und liebesfähiger. In der Philosophie des Tantra wird das Göttliche, mit dem wir eins sind und eins werden wollen, als tiefe Liebe oder Freude beschrieben. Und diese Liebe schließt nichts aus. Im Gegenteil: Jeder Mensch ist von Grund auf und in seinem tiefsten Wesen ebendiese einende Liebe, ungeachtet der Tatsache, dass wir manchmal müde, frustriert, wütend sind. Am Anfang meines Mutterseins habe ich nicht immer diese liebevolle Verbundenheit mit meinem Baby verspürt, die ich vor und während der Schwangerschaft erwartet und erhofft hatte. Manchmal war da einfach nur Hilflosigkeit und Überforderung, die sich in Wut, Selbstzweifeln und Traurigkeit äußerte. Die tantrische Idee, dass ich an der Oberfläche wütend sein darf, ohne dass dies etwas an meinem liebevollen Kern ändert, hat mich tief entspannt und mir eine große Last von den Schultern (und vom Herzen) genommen. Entscheidend ist nicht, dass ich nicht immer liebevoll reagiere, wichtiger ist, dass ich mir dessen bewusst werde – und mich dann bewusst immer wieder für den liebevollen Weg entscheide, bis dieser dann irgendwann zum ganz natürlichen, alltäglichen Weg wird. Diese Freiheit, mich nicht

161

einfach nur *gegen* die Wut zu entscheiden (was meist schwierig ist, weil auch Wut eine berechtigte, natürliche Emotion ist), sondern stattdessen den Fokus zu verändern und mich *für* die Liebe zu entscheiden, ist ein großes Glück und eine Erlaubnis an die Freude, mehr Platz im Leben zu finden. Diese Erlaubnis an die Freude kannst du in Form der folgenden Übungen zum Ausdruck bringen und dich so ein Stück weit freimachen für eine tiefere Verbundenheit mit dir selbst und den Menschen um dich.

DAS LEBEN UMARMEN

S ich weit zu öffnen und ins Herz zu lassen, was immer hier Platz finden möchte, ist die schönste Art, dem Leben zu begegnen. Gerade in Momenten, in denen es uns schwer fällt, uns einzulassen und uns mit der Situation zu verbinden, ist es besonders wichtig, Weichheit, Sanftheit und Weite zu üben. Das soll die folgende Übung zum Ausdruck bringen.

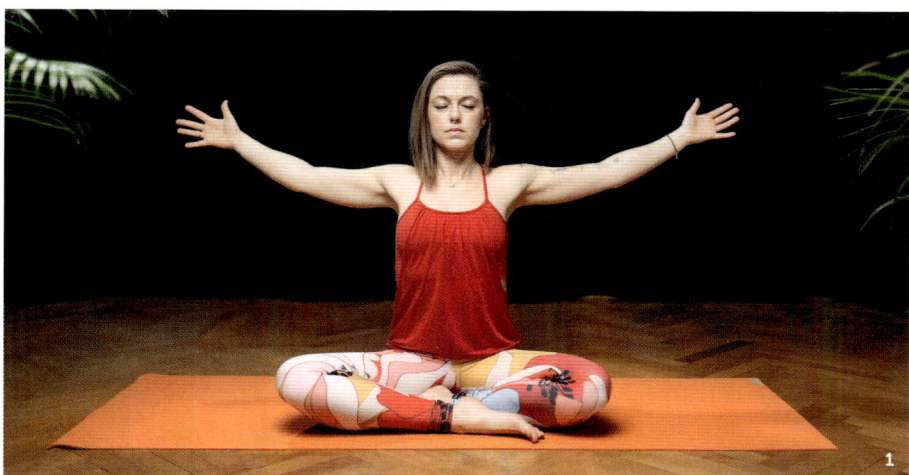

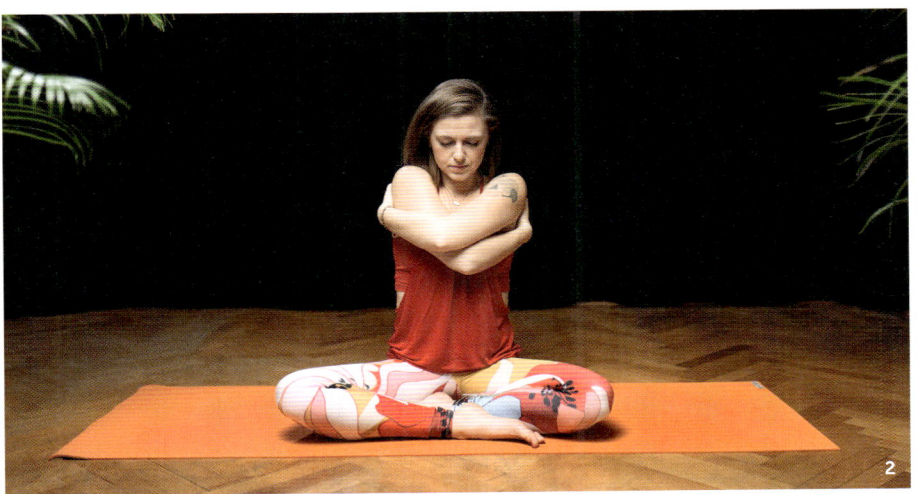

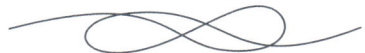

Finde einen bequemen, aufrechten Sitz. Spüre den Boden unter dir und stell dir vor, du verwurzelst dich im Hier und Jetzt. Schließe die Augen und richte deinen Blick nach innen auf deinen Herzraum. Lege die Handflächen aneinander, atme tief durch. Wenn du das nächste Mal einatmest, öffne die Arme weit. Ziehe die Schulterblätter zusammen und hebe das Herz. *(Bild 1)* Komme in eine sanfte Rückbeuge und lege, wenn du möchtest, den Kopf in den Nacken. Mit der Ausatmung nimm dein Herz liebevoll nach innen, runde den Rücken, zieh das Kinn zur Brust und bring deine Handflächen in einer innigen Umarmung zu deinen Schulterblättern. *(Bild 2)* Öffne dich mit der Einatmung für das Leben, mache das Herz weit – und umarme alles, was ist, mit einer gelassenen Ausatmung. Wiederhole die Übung 3 – 5 Minuten oder gerne auch länger.

MUDRA „HERZBLUME"

Das Besondere an einer Lotusblume ist, dass sie im Schlamm wächst, sich aus dem Schlamm erhebt und rein über der Oberfläche des sumpfigen Untergrundes aufblüht. Auf unseren Alltag übertragen, ist dieses Bild vom Wachstum der Lotusblume ein erstrebenswerter Zustand. Ungehindert aller äußeren Umstände (hochgezogene Großeltern-Augenbrauen, kindlicher Trotz, innere Müdigkeit ...) bemühen wir uns darum, klar zu bleiben und in eine allumfassende, liebevolle Verbundenheit hineinzuwachsen. Dafür steht das Lotus-Mudra (auch Padma Mudra), eine Handhaltung, die ich auch gerne als Herzblume bezeichne.

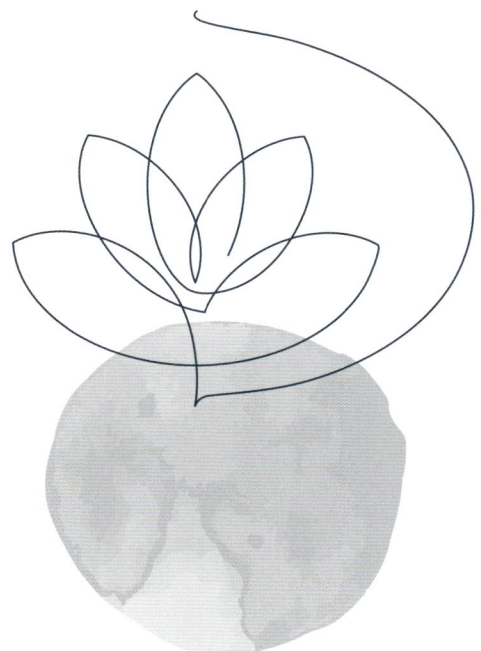

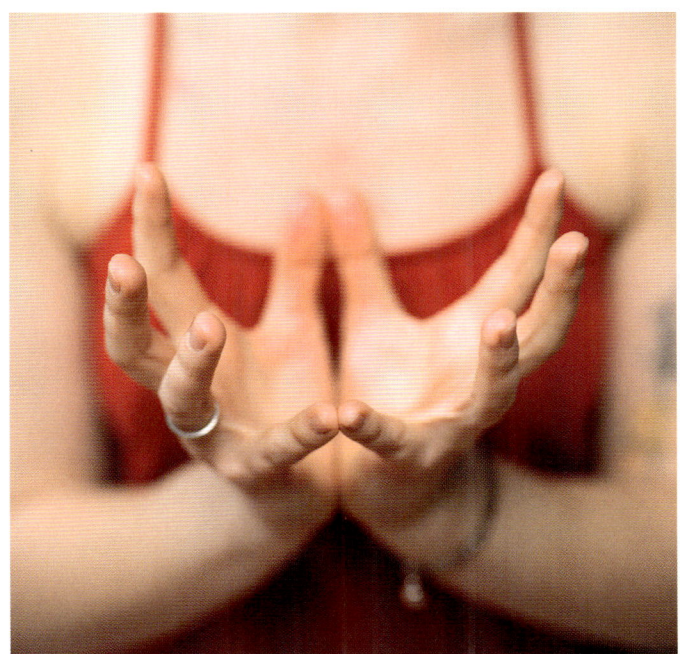

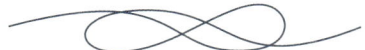

Beginne mit den Händen in Gebetshaltung, die Handflächen liegen aufeinander. Atme einige Male tief durch und konzentriere dich dann auf die liebevolle Qualität, die Verbundenheit, die du kultivieren möchtest. Wenn du nun das nächste Mal einatmest, stelle dir vor, dass du tief ins Herz atmest, sodass es größer und größer wird und die Blume des Herzens langsam immer weiter aufblüht und sich schließlich zur vollen Blüte öffnet. Visualisiere das weiter werdende Herz bei der Einatmung, und die Entspannung und Leichtigkeit des Herzens bei der Ausatmung.

165

LIEBLINGSMOMENTE

Läuft es im Alltag mal nicht so, wie wir uns das vorstellen, neigen wir gelegentlich dazu, uns in dieser Stimmung zu verstricken. „Nie schaffen wir es pünktlich aus dem Haus, weil du immer trödelst", werfen wir vielleicht dem Kind vor, das unserer Meinung nach zu lange braucht, um sich die Schuhe selber anzuziehen. Damit schließen wir von einer kurzen Momentaufnahme auf das gesamte Bild und verrennen uns in einem Teufelskreis an „negativen" Gedanken- und Gefühlsmustern. Es kann hilfreich sein, stattdessen andere Bilder wachzurufen: Bilder von gemeinsamen Momenten, die wir als harmonisch empfunden haben und in denen wir uns angenehm verbunden gefühlt haben mit uns selbst und den Menschen um uns herum. Vielleicht gibt es in deinem Alltag Bereiche, wo es dir regelmäßig schwerfällt, liebevoll, wertschätzend, gelassen, annehmend verbunden zu bleiben. Vielleicht ist das an der Eingangstür beim Schuhe anziehen, wie im oben genannten Beispiel. Vielleicht aber auch am Esstisch, wenn die Kinder das Essen kritisieren oder du mit dem Partner darüber diskutierst, wer welche Aufgaben im Haushalt übernehmen muss. Entstresse solche Reibungspunkte, indem du liebevolle Erinnerungshilfen in Sichtweite platzierst. Das können Muscheln am Esstisch sein, die dich an den letzten gemeinsamen Familienurlaub erinnern; oder ausgedruckte und gerahmte Selfies über dem Schuhregal, die dich glücklich kuschelnd mit deinen Kindern zeigen. Diese kleinen Helfer erinnern dich daran, dass der Alltag mit Kindern nicht nur Konfliktpotenzial birgt, sondern genauso viele Momente der Verbundenheit, Harmonie und Liebe. Wir müssen manchmal nur ein kleines bisschen den Fokus verrücken und schon sehen wir all die Liebe, die nicht nur möglich, sondern manchmal längst schon da ist.

Vielleicht möchtest du einen Bereich in deinem Zuhause einrichten, den du der Verbundenheit mit den Menschen um dich herum widmest und den du liebevoll gestaltest, mit frischen Blumen, Bildern, Kerzen, Basteleien der Kinder. Nimm dir täglich so oft, wie du es für hilfreich empfindest, Zeit und suche diesen Platz auf. Atme tief durch, betrachte die schönen Dinge vor dir, erinnere dich an Lieblingsmomente – und lenke deine Aufmerksamkeit bewusst dort hin, wohin deine Energie fließen soll: auf das Positive.

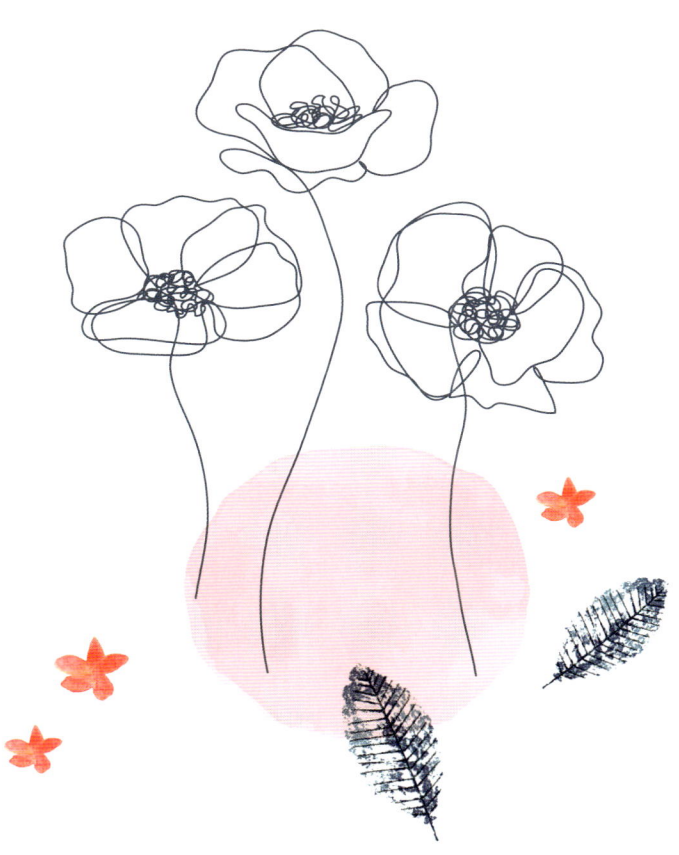

VERSTÄNDNIS ENTWICKELN

Verbundenheit geht einher mit dem Verständnis oder zumindest mit einer wohlwollenden Haltung der anderen Person gegenüber. Um beim Beispiel mit dem Trödeln zu bleiben: Oft sind unterschiedliche Prioritäten der Grund dafür, warum wir das Gefühl haben, das Kind arbeite gegen uns (und gegen die ohnehin schon knapp erscheinende Zeit). Ich möchte, dass das Kind pünktlich im Kindergarten ist. Das Kind aber möchte lieber noch daheim spielen. Wissen wir, warum der andere handelt, wie er handelt, fällt es uns leichter, Verständnis aufzubringen oder zumindest die richtigen Argumente vorzubringen. Fällt es dem Kind schwer zu formulieren, was es denn gerne möchte (weil es vielleicht noch sehr klein ist und noch gar nicht sprechen kann), kann es helfen, wenn du dich selbst in seine Position versetzt. Verschiedene Wahrnehmungspositionen einzunehmen kann helfen, eine verhärtete Situation neu zu bewerten, neue Perspektiven und damit auch neue Lösungen zu entwickeln.

Immer wieder ist es faszinierend und sehr berührend zu beobachten, wie Klientinnen bei dieser Übung neue Einsichten für eine Situation gewinnen – ohne dass es nötig ist, lang und breit mit einem Gegenüber zu diskutieren. Mir zeigt das immer wieder deutlich, dass wir über sehr feine Antennen verfügen, die Botschaften aus dem Außen aufnehmen können, die dann im Innen dekodiert werden. Wir spüren oft sehr viel besser, was es in Konfliktsituationen braucht, als uns bewusst ist. Wenn wir den Kopf mit seinen eingefahrenen Reaktionsmustern für einen Moment auf „Pause" schalten, sehen wir die Lösung meist recht klar – nicht mit den Augen des Verstandes, sondern mit der Weisheit des Herzens.

Du benötigst für diese Übung:

- drei Blätter Papier,
- einen Stift,
- etwas Platz im Raum.

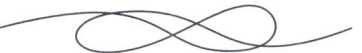

Rufe dir eine Situation in Erinnerung, in der es dir schwergefallen ist oder häufig schwerfällt, gelassen, verständnisvoll und liebevoll zu bleiben.

Nimm dann die drei Zettel. Auf einem notierst du deinen Namen (Position 1), auf dem anderen den Namen deines Kindes (Position 2) und auf den dritten Zettel schreibst du „Beobachterin" (Position 3). Platziere zuerst deinen Zettel und den Zettel des Kindes auf dem Boden, in einem Abstand, der dir passend erscheint. Lege dann in einem für dich angemessenen Abstand den Beobachter-Zettel auf den Boden, sodass ein Dreieck entsteht.

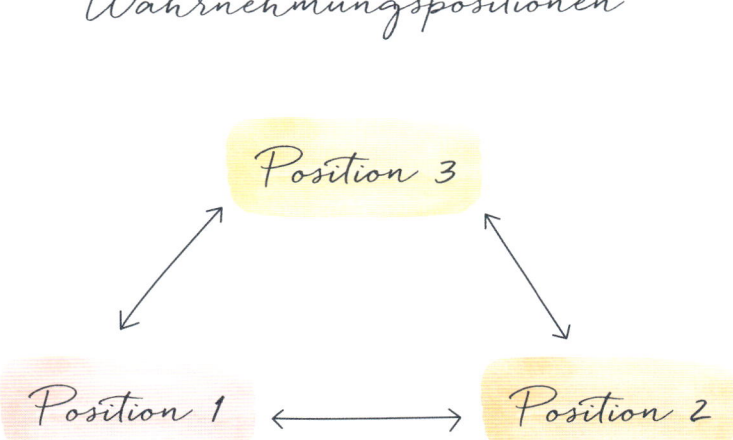

Wahrnehmungspositionen

Begib dich in die Position 1, indem du dich auf den Zettel stellst und dich daran erinnerst, wie du die Situation empfunden hast. Was hast du gedacht, gesagt, gesehen, gehört und gefühlt? Wie war deine Körperhaltung?

Verlasse dann die Position 1 und bewege dich ggf. ein paar Schritte durch den Raum,
um Abstand zu gewinnen. Schüttle den Körper aus, atme tief durch.

Begib dich dann in die Position 2 und frage dich: Wie hat mein Kind die Situation
empfunden? Was hat es gedacht, gesagt, gesehen, gehört, gefühlt? Wie war seine
Körperhaltung? Fühle dich in dein Kind hinein und nimm wahr, ob du neue Erkennt-

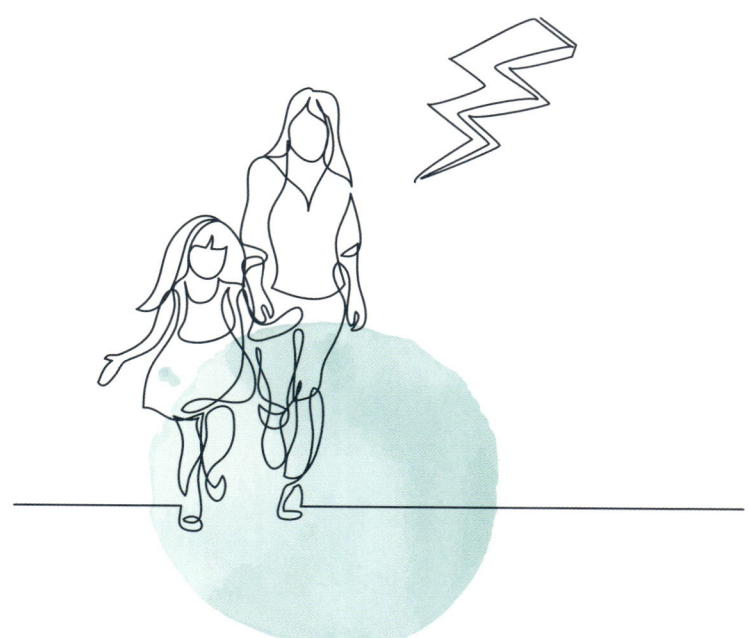

nisse gewinnen kannst. Welche Absichten hatte dein Kind? Welche Werte hat es mit seinem Verhalten verfolgt?

Verlasse auch diese Position wieder ganz bewusst.

Begib dich nun in die Position 3 und nimm die Rolle der Beobachterin ein. Du kannst dir vorstellen, dass eine Glasscheibe zwischen euch ist oder sehr viel Raum, sodass du distanziert bleiben und neutral beobachten kannst. Beschreibe für dich, was du nun wahrnimmst – an der Position 1, die dich selbst darstellt, an der Position 2, die für dein Kind steht. Was war das, was zum Konflikt geführt hat? Was hat für Verbundenheit und ein liebevolles Miteinander gefehlt? Was hätte diese Situation gebraucht, um entspannt zu bleiben?

Gewinne abermals Abstand. Vielleicht möchtest du jetzt auch kurz das Fenster öffnen oder einen Schluck trinken.

Nun beginnt ein nächster Durchgang. Wiederhole die Übung – mit dem entscheidenden Unterschied, dass du nun alles an Erkenntnissen mitnimmst, die du neu dazugewonnen hast. Beobachte: Was ändert sich dadurch?

Begib dich in die Position 1 und verändere dein Verhalten, sodass es sich für dich stimmig anfühlt. Ähnlich gehst du mit Position 2 vor, bis du schließlich wieder als Beobachterin auf die ganze Situation blickst und beschreibst, was sich verändert hat. Wechsle auf diese Art und Weise so oft die Positionen und damit die Perspektiven, bis du mit der Situation zufrieden bist und das Gefühl hast, dass du dir fürs nächste Mal neuen, wertvollen Input (Handlungsmöglichkeiten) mitnehmen konntest.

VERGANGENES LOSLASSEN

Manchmal sind wir noch mit einer „negativen" Erfahrung beschäftigt und damit so weit in der Vergangenheit, dass es uns kaum möglich ist, in der Gegenwart präsent zu sein. Darunter leidet natürlich auch die Verbundenheit mit meinem Kind im Hier und Jetzt. Deshalb kann es manchmal hilfreich sein, zuerst bewusst Vergangenes loszulassen und sich dann frisch und frei der aktuellen Situation zu widmen. Die Kinotechnik ist eine Möglichkeit, in der Zeit zurückzuspringen und ein Erlebnis aufzulösen, das nicht so verlaufen ist, wie das für mich angenehm ist.

Nimm dir einen Moment Zeit, um dich an die entsprechende Situation zu erinnern. Dann schließe die Augen und stell dir vor, dass du einen Kinosaal betrittst. Du wählst einen Platz weit vorne im Saal und setzt dich. Du siehst auf der Leinwand einen Film, der kurz vor dem Ereignis beginnt, das du auflösen möchtest. Die Hauptakteurin sieht aus wie du. Die Handlung ist dir bekannt. Sieh dir den Film bis zum Ende an. Dann öffne die Augen und spüre hin, welche Empfindungen mit dieser Erinnerung, diesem „Film" hochkommen.

Und nun ändere das Drehbuch! Überlege dir: Wie könnte die Hauptakteurin reagieren, damit die Szene anders ausgeht? Wenn du eine Antwort gefunden hast, schließe wieder die Augen. Stelle dir vor, dass du nun erneut den Kinosaal betrittst. Du suchst dir wieder einen Platz, der dir geeignet erscheint. Spule den Film zurück und lasse ihn dann von vorne beginnen. Die Schauspielerin kennt das neue Drehbuch, und du beobachtest, wie die Szene nun abläuft. In Zeitlupe wird der Film mit neuer Handlung abgespielt. Schau dir den Film wieder bis zum neuen Ende an. Spüre hin: Was hat sich verändert? Fühlt sich dieser neue Verlauf besser an? Gibt es noch etwas, das du verfeinern möchtest?

Durchlaufe diesen Prozess in Zeitlupe so oft, bis alles stimmt, und du das Gefühl hast: „Jetzt verläuft es genau so, wie ich es mir gewünscht hätte bzw. wie ich möchte, dass es in der Zukunft in einer ähnlichen Situation abläuft." Dann betrete ein letztes Mal den Kinosaal und stell dir vor, dass du ganz nach vorne bis zur Leinwand gehst, in den Film hineinschlüpfst und mit der Schauspielerin verschmilzt. Lass den Film ein letztes Mal in normalem Tempo ablaufen. Erlebe die Geschichte neu und genieße das Happy End.

Ein kleiner Tipp, sollte es dich anfänglich sehr aufwühlen, die Geschichte gedanklich nochmals abzuspulen: Stelle dir vor, dass du dich weiter hinten im Kinosaal hinsetzt und von diesem Platz eine Person beobachtest, die sich den Film ansieht. Du kannst hier so viele Zwischenpersonen einbauen, wie es braucht, damit du ein Gefühl der angenehmen Distanz entwickelst. Wenn du dich sehr stark emotional betroffen fühlst, kannst du dich sogar zuerst in die Person der Filmvorführerin im dunklen Kämmerlein hinter dem Kinosaal versetzen. Mit jedem Durchgang schlüpfst du in eine neue Person hinein, die weiter vorne sitzt, näher dran am Geschehen.

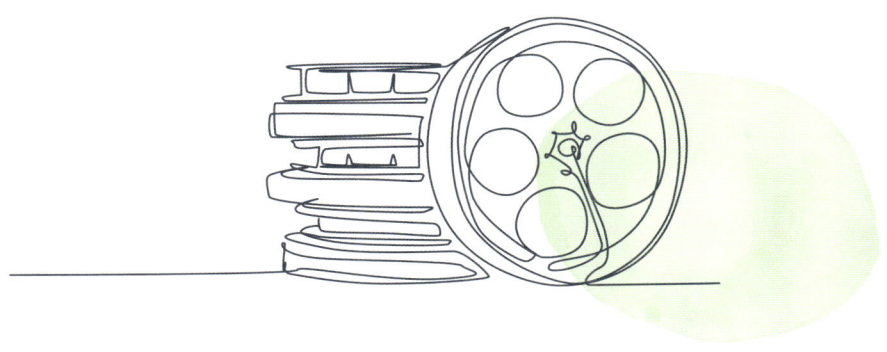

173

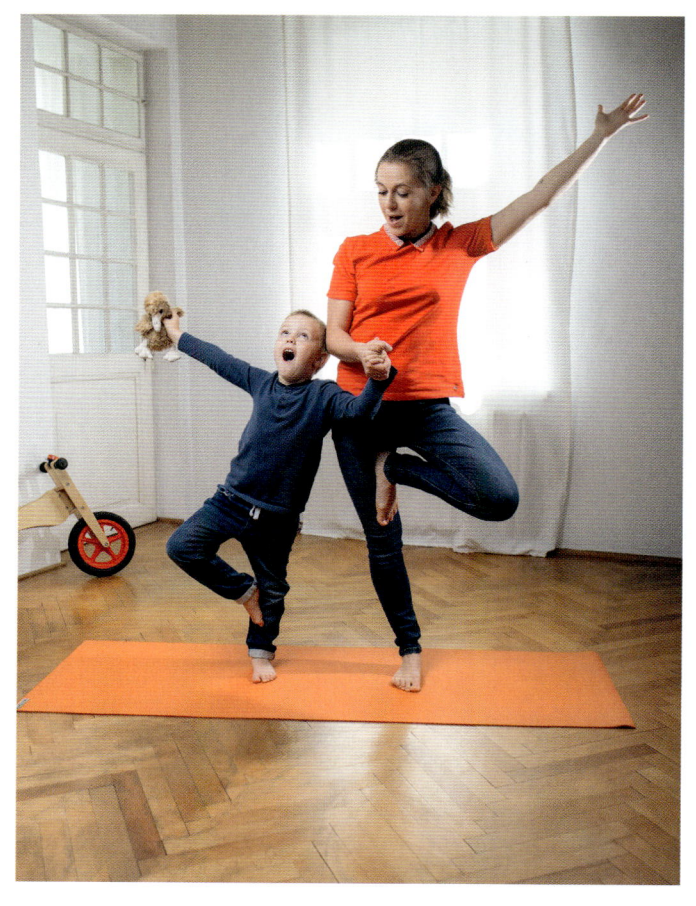

Spielerisch mit Unerwartetem
umzugehen bringt Leichtigkeit.

GEMEINSAM UNTERWEGS ZUM GLEICHGEWICHT

ACHTSAM MIT KIND

Vielleicht möchtest du Verbundenheit nicht nur für dich alleine trainieren, sondern gemeinsam mit deinem Kind erleben. Dafür findest du hier eine kleine Auswahl an Übungen. Es kann hilfreich sein, dich vorab daran zu erinnern, dass du zwar die Absicht hast, jetzt mit deinem Kind gemeinsam diese Übungen zu machen – dein Kind hat aber vielleicht gerade etwas ganz anderes im Sinn. Achtsames Miteinander lässt sich grundsätzlich in jedem Augenblick trainieren und – noch wichtiger – genießen. Einen Apfel für dein Kind in Stücke zu schneiden kann *Kriya Shakti* sein, eine liebevolle Handlung. So wie es auch meditativen Charakter haben kann, deinem Kind dabei zuzusehen, wie es – angetrieben von *Iccha Shakti* – etwas aus purer Freude am Erschaffen bastelt oder zeichnet.

Übe dich darin, flexibel mit Planänderungen umzugehen und kreative Anpassungen vorzunehmen, sodass ihr beide, du und dein Kind, gemeinsam einen Kompromiss finden könnt, der euch beiden Freude bereitet. Ihr müsst die Übungen nicht genau so wie beschrieben ausführen. Vielleicht passt eine gemeinsam kreierte Variante davon für euch viel besser.

HERZEN VERBINDEN

Diese kleine Meditation zu zweit ist in ihrer Einfachheit wunderschön. Ich nutze sie in meinen Mama-Baby-Yogakursen meist als Einstimmung am Beginn jeder Einheit. Du kannst sie jederzeit auch als kleines Ritual in euren Alltag einfließen lassen, als eine kleine Geste des bewussten Da-Seins gemeinsam mit deinem Kind.

Ihr braucht dafür nicht mehr als eure Hände und Herzen. Ist dein Kind noch nicht mobil, kann es vor dir auf dem Rücken liegen und du neigst dich über dein Baby. (Achte dabei auf eine gerade Ausrichtung deiner Wirbelsäule!). Größere Kinder kannst du auf den Schoß nehmen oder ihr setzt oder stellt euch gegenüber. Du kannst diese Übung auch durchführen, wenn du dein Kind abends ins Bett bringst, was sich anbietet, da diese Meditation beruhigend und ausgleichend wirkt.

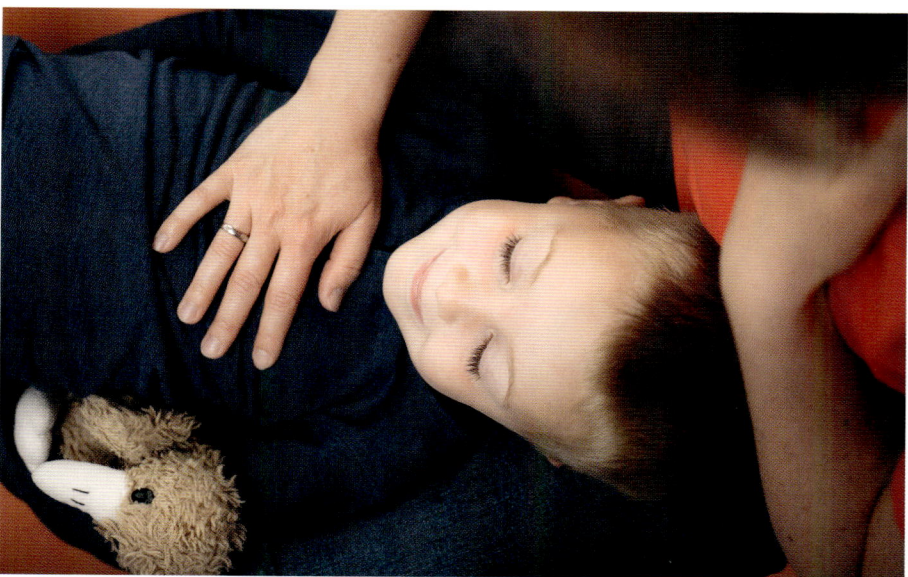

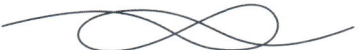

Lege die linke Hand auf dein Herz und die rechte Hand auf das Herz deines Kindes. Ein Baby darf diese Berührung einfach so genießen. Größere Kinder möchten die Berührung vielleicht erwidern und ihrerseits die linke Hand aufs eigene und die rechte Hand auf dein Herz legen. Ihr könnt euch in die Augen schauen oder ihr schließt die Augen, um noch deutlicher ins Spüren zu kommen.

Achte zuerst auf deinen eigenen Atem, auf den Rhythmus deines Herzens. Wie geht es dir jetzt gerade? Was beschäftigt dich? Was beschäftigt dich in Bezug auf dein Kind? Lass dein Herz im Stillen die richtigen Worte finden. Wenn du dich gut verbunden mit dir selbst wahrnimmst, stelle dir deinen rechten Arm und deine rechte Hand als Verlängerung deines Herzens vor und verbinde dich über diese „Leitung" mit dem Herzen deines Kindes. Vielleicht möchtest du dir diese Leitung als Energiekanal vorstellen, in dem Wärme, Helligkeit, Leichtigkeit, Freude fließt – oder was auch immer dir und deinem Kind gerade guttut. Du musst deinem Kind diese Übung nicht erklären. Kinder spüren meist intuitiv, worum es geht, und werden automatisch sanfter und ruhiger. Wie viel Zeit es dafür braucht, ist von Kind zu Kind unterschiedlich. Nimm einfach nur wahr, welche Informationen vom kindlichen Herzen zu deinem fließen.

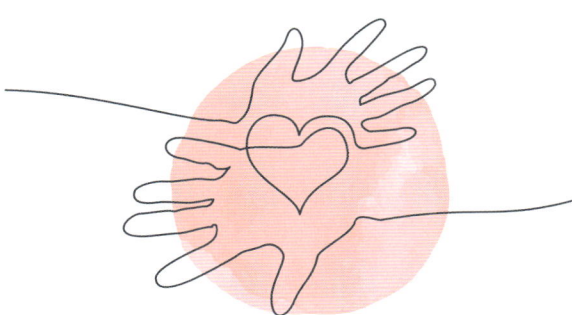

GENUSS TEILEN

Es gibt kaum Schöneres, als Momente gemeinsam zu genießen! Etwa ein spontanes Abenteuer in der Natur, oder ein Ritual, wie das gemeinsame Entzünden der Kerzen am Adventskranz in der Weihnachtszeit. Etwas zu teilen, schafft Verbundenheit und verleiht dem Familienleben seine Süße.

Die meisten Kinder lieben Süßes. Du auch? Gibt es eine Süßigkeit, die euch beiden schmeckt? Dann nehmt euch einen kleinen Moment Zeit, um alle eure Sinne, eure ganze Aufmerksamkeit auf diese Köstlichkeit zu lenken. (Diese Übung ist angelehnt an die „Mindfulness-Based Stress Reduction"-Übung, die mithilfe einer Rosine die Achtsamkeit für die kleinen Dinge im Alltag schulen soll.)

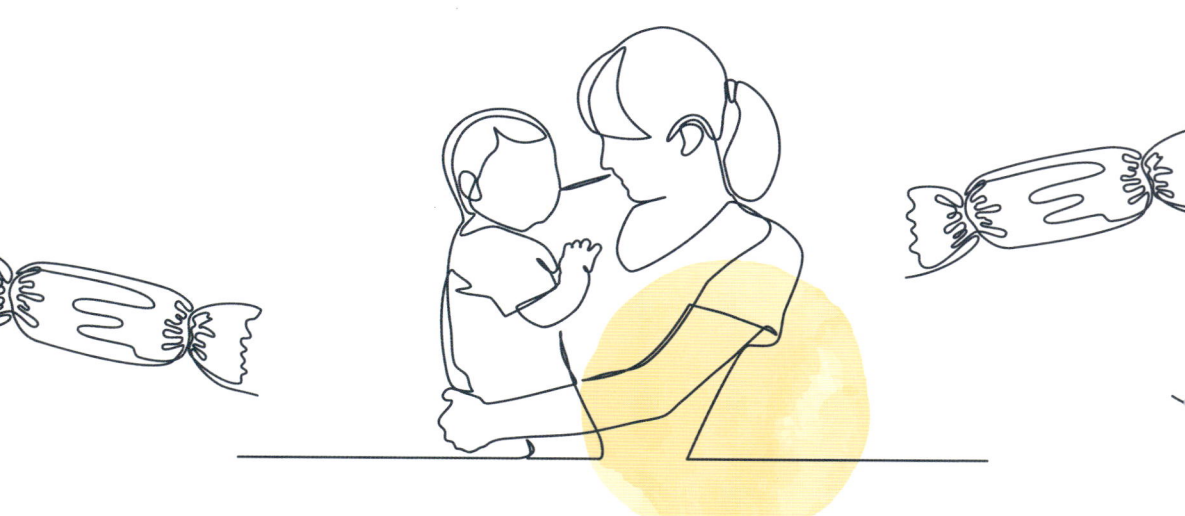

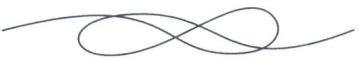

Beginnt damit, dass ihr die Süßigkeit teilt. Vielleicht bist einmal du diejenige, die teilt, ein andermal darf dein Kind teilen. Wenn jeder seine Hälfte in Händen hält, betrachtet sie genau. Seht sie euch an und tauscht euch gerne aus: Was nehmt ihr wahr: welche Farben, welche Formen? Lasst euch Zeit. Dann schließt die Augen. Wie fühlt sich die Süßigkeit in eurer Hand an? Weich? Gummiartig? Schmelzend? Klebrig? Feucht? Bringt die Hand ans Ohr. Entsteht ein Geräusch, wenn ihr die Süßigkeit zwischen den Fingern bewegt? Hat die Süßigkeit einen eigenen Klang? Anschließend führt ihr das Süße an die Nase. Was genau riecht ihr? Schokolade? Früchte? Ist der Geruch schwer, frisch, blumig oder etwas anderes? Und schließlich legt euch eure Hälfte der Süßigkeit auf die Zunge – widersteht aber noch dem Drang, gleich hineinzubeißen! Nehmt euch auch für das Schmecken Zeit und erkundet zunächst mit Zunge und Gaumen, dann auch mit den Zähnen die Konsistenz und den Geschmack. Verändert sich der Geschmack mit der Zeit im Mund?

Bleibt so lange still genießend beisammensitzen, bis sich der Geschmack im Mund ganz verflüchtigt hat. Der Geschmack des gemeinsamen Genießens darf euch gerne länger begleiten.

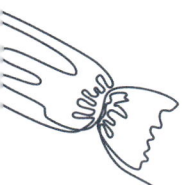

GEMEINSAM WACHSEN

Gleichgewicht braucht eine solide Basis, so wie Wachstum Wurzeln benötigt. Gleichgewichtsübungen im Yoga sind für viele, deren Alltag stressig, unruhig, unstet ist, eine große Herausforderung. Denn es braucht eine große Portion innere Ruhe, um auch äußerlich geschmeidig, aber stabil zu bleiben. Manchmal kann auch eine unterstützende Person eine wertvolle Hilfe sein, wenn es uns aus eigener Kraft nicht gelingt, zur Quelle der Gelassenheit zu finden. Eine Asana, die die Kraft der ruhigen Erdung sehr gut zum Ausdruck bringt, ist die Hocke, die ich im Kinder-Yoga gerne den Frosch nenne. Es ist eine Übung, die auf körperlicher Ebene den Stoffwechsel anregt und die Verdauungsorgane massiert – eine gute Übung also, wenn dir oder deinem Kind oder euch beiden etwas schwer im Magen liegt. Auf energetischer Ebene ist es eine Position, die das Wurzelchakra stärkt, also jenes Energiezentrum, das Angst und Unsicherheit aus dem Weg räumt und uns Vertrauen und Stabilität schenkt. Probiere sie einmal gemeinsam mit deinem Kind aus! So könnt ihr gemeinsam an euren Wurzeln, eurem Gleichgewicht und eurer inneren Ruhe arbeiten – und ein Stück weiter gemeinsam wachsen.

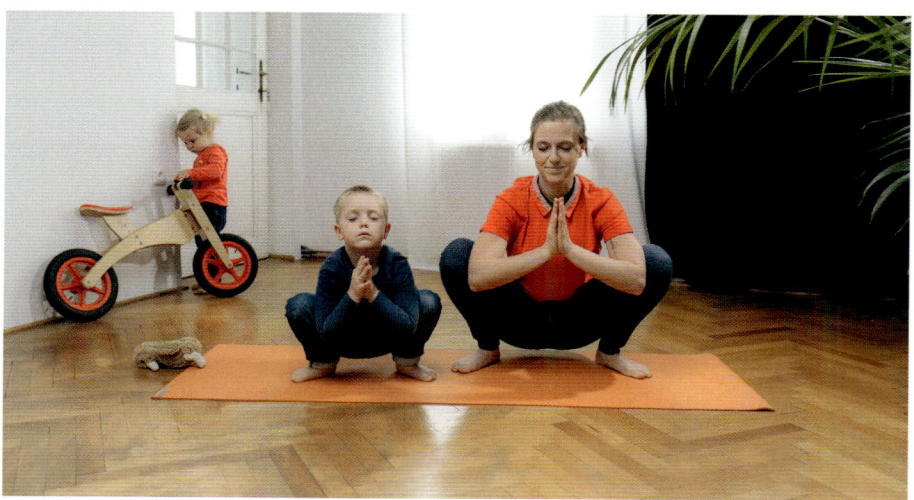

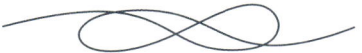

Beginnt, indem ihr euch mit etwas Abstand nebeneinander oder voreinander hinstellt. Bringt die Beine etwas weiter auseinander und dreht die Zehen nach außen. Geht dann mit langem Rücken in die Hocke und richtet euch dort bequem ein (bei Schmerzen in den Kniegelenken kannst du einen kleinen Hocker, ein dickes Kissen oder einen Yogablock als Unterstützung unters Gesäß nehmen; bei Anstrengung in den Füßen und Sprunggelenken hebe die Fersen leicht an und stecke eine zusammengefaltete Decke darunter). Nehmt die Arme an die Innenseite der Beine und drückt sanft mit den Ellbogen die Knie etwas nach außen. Gleichzeitig hebt ihr das Brustbein an und bringt die Handflächen vor dem Herzen zueinander. Achtet auf einen langen Rücken, so könnt ihr gleichzeitig die Wirbelsäule entlasten und sanft dehnen. Schließt gerne die Augen und konzentriert euch auf den tiefsten Punkt eurer Wirbelsäule. Du als Mama kannst in dieser Position zusätzlich den Beckenboden stärken: Stelle dir vor, dass mit der Einatmung der Beckenboden sanft aufblüht wie eine weit geöffnete Blüte, bei der Ausatmung schließt sich die Blüte zu einer festen Knospe; ziehe den Beckenboden kraftvoll nach innen und oben. Deinem Kind hilft es unter Umständen, Ruhe zu finden und länger in der Stellung konzentriert zu bleiben, wenn du ihm eine Geschichte von einem Frosch erzählst, der friedlich schlummernd nachts in seinem Versteck hockt. Dort tankt er neue Kraft, um am nächsten Morgen wieder vergnügt loshüpfen zu können. Auch das Bild eines Samenkorns, das langsam seine Wurzeln tiefer und tiefer in die Erde nach unten wachsen lässt, kann deinem Kind dabei helfen, ein Gefühl für die stabilisierende Wirkung dieser Übung zu entwickeln.

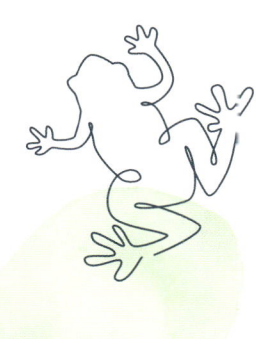

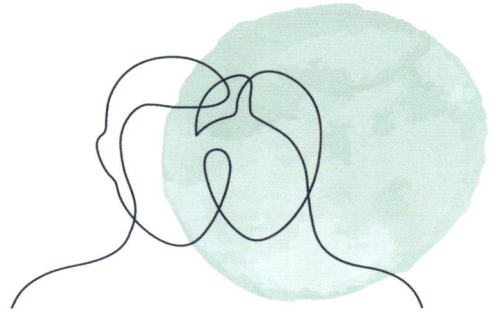

ACHTSAM MIT MEINEM PARTNER

Gemeinsam Kinder beim Wachsen zu unterstützen, ist ein Balanceakt. Nicht immer ist es automatisch halb so herausfordernd, wenn es jemand Zweiten gibt, der die Aufgabe des Elternseins mit uns gemeinsam übernimmt. Denn nicht immer teilt sich die Anstrengung. Im Gegenteil: Manchmal kommen zusätzliche Konflikte hinzu, zum Beispiel, weil der Partner andere Vorstellungen vom Elternsein oder der Erziehung von und Beziehung zu Kindern hat.

Da müssen wir uns im Alltag schon ab und zu daran erinnern, dass alles Leben mit der Vereinigung von zwei Menschen beginnt. Das eine Leben verschmilzt mit dem anderen (wenn wir Glück haben, aus einem Gefühl der Liebe und Verbundenheit der Herzen heraus), wir werden eins – und ein neues Leben entsteht. Sobald dieses neue Leben wächst – zuerst im Bauch der Mutter und später dann außerhalb – muss manchmal zwangsläufig die Beziehung zum Partner zurückstehen.

Das beste Beispiel dafür ist dieses Buch, das seinen Anfang als Abschlussarbeit für meine Ausbildung zur Mentaltrainerin genommen hat. Die Kapitel und behandelten Themen entsprachen genau denen des Buches, das du jetzt in Händen hältst. Mit einer Ausnahme: Dieses Kapitel, das Übungen für dich und deinen Partner liefert, fehlte. Mir wurde das schlagartig bewusst, als ich die Abschlussarbeit bereits abgegeben hatte. Und das schlechte Gewissen stellte sich unverzüglich ein: Ich hatte völlig auf den Papa meiner Kinder vergessen, auf meinen Partner, meinen Mann, der durchaus seinen Beitrag geleistet hat, dass ich Mama von zwei Kindern bin. Wie, um Himmels willen, konnte ich bloß darauf vergessen? Ganz einfach: Weil wir unsere Aufmerksamkeit dorthin lenken, wo die Energie gebraucht wird. Und kleine Kinder beanspruchen nun mal sehr viel Energie und demnach auch unsere Konzentration und Aufmerksamkeit.

Mit Blick auf die beiden Rollen der Liebenden und der Kriegerin beobachte ich bei mir und auch bei meinen Klientinnen im Zusammenhang mit unseren Partnern immer wieder: Auch wenn wir als Liebende begonnen haben – wenn die Kinder dann da sind, betritt die Kriegerin in der Partnerschaft anfangs sehr viel häufiger die Bühne. Die folgenden Übungen sollen dich daran erinnern, dass es nicht immer so war und dass die Liebende nur darauf wartet, sich auch in der Partnerschaft wieder mehr entfalten zu dürfen.

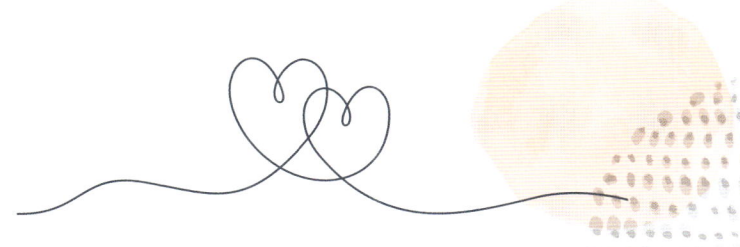

WAHRNEHMUNGSPOSITIONEN MIT PARTNER

Verständnis zu entwickeln, ist nicht nur in der Beziehung zu deinem Kind, sondern natürlich auch zu deinem Partner der Schlüssel zur liebevollen Verbundenheit. Vielleicht möchtest du nochmals zur Übung „Verständnis entwickeln" auf Seite 168 zurückblättern und die Anleitung lesen, nun unter dem Gesichtspunkt, dass du in die Wahrnehmungsposition deines Partners schlüpfst. Du kannst diese Übung alleine durchführen, oder gemeinsam mit deinem Partner im Gespräch. Besonders als Kommunikationsübung im Dialog kann ich diese Übung sehr empfehlen. Nutzt sie, wenn es Konflikte gibt, aber auch gerne als Gesprächsanleitung für zwischendurch. Es gibt immer etwas, das einem am Herzen liegt – und das zu teilen manchmal im trubeligen Familienalltag keinen Platz findet. Hierzu einige Tipps:

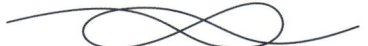

Ihr braucht für diese Übung eine Sanduhr oder die Smartphone-Stoppuhr sowie drei Zettel, die ihr in einem Dreieck auf den Boden legt.

Sucht euch einen neutralen Zeitpunkt, der nicht schon emotional aufgeladen ist und in dem ihr ungestört seid. Nehmt euch bewusst Zeit für das Gespräch, dies erleichtert einiges.

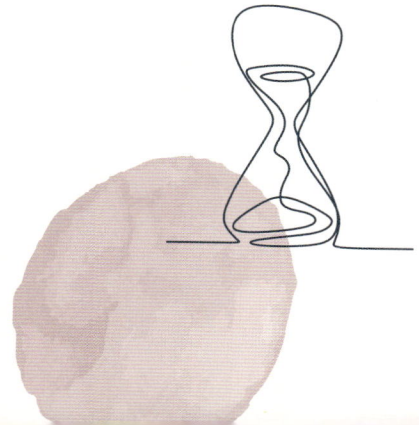

Bestimmt, wer beginnt. Jeder bekommt dreimal drei Minuten, in denen die verschiedenen Wahrnehmungspositionen eingenommen werden. Partner A – wir nehmen in diesem Beispiel an, das wäre dein Partner – beginnt mit der eigenen Wahrnehmungsposition. Stelle die Uhr auf drei Minuten. In diesen drei Minuten schildert dir nun dein Partner, wie es ihm in diesem Moment bzw. mit einer bestimmten Situation geht. Deine Aufgabe ist es, zuzuhören. Du brauchst nicht zu antworten, du sollst auch nichts einwerfen oder ergänzen. Widerstehe diesem Drang, der manchmal groß wird in Momenten, in denen wir uns kritisiert oder falsch verstanden fühlen. Höre einfach nur zu! Nach drei Minuten wechselt dein Partner die Position. Er schlüpft jetzt in deine Rolle und schildert aus dieser Perspektive, wie er vermutet, dass es dir geht. Dafür hat er wieder drei Minuten Zeit. Zuletzt beschreibt er noch in drei Minuten, was er aus der Perspektive des Beobachters wahrnimmt und welche Lösungsvorschläge dieser Beobachter für die Situation hat.

Jetzt bist du an der Reihe: Auch du erhältst dreimal drei Minuten, in denen du aus deiner, der Perspektive deines Partners und der Perspektive der Beobachterin Gefühle, Gedanken und Lösungsvorschläge zum Ausdruck bringst. Dein Partner hört aufmerksam zu, ohne dich zu unterbrechen.

In einem dritten Schritt besprecht ihr im Dialog, was ihr von der Wahrnehmung des jeweils anderen mitgenommen habt, sowie eure Lösungsvorschläge. Wenn ihr möchtet, könnt ihr jene Lösungen, die bei euch beiden Zustimmung finden, schriftlich festhalten.

PARTNER-MUDRA
„HALTEN UND GETRAGEN WERDEN"

Unsere Arme und Hände sind die Verlängerung unseres Herzens. Sozusagen eines der Werkzeuge, die unser Herz zur Verfügung hat, um zu handeln und sich auszudrücken. Dabei können sowohl unsere Hände als auch unser Herz geben und empfangen. Sie können führen und anleiten. Sie können aber auch genießen, zuverlässig geleitet zu werden. Sie können berühren und berührt werden. Und genau das macht eine harmonische Partnerschaft aus: das Gleichgewicht, das uns die Mitte zwischen den verschiedenen Polen finden lässt. In der tantrischen Philosophie spielen wir ausgiebig mit den Dualitäten, um schließlich zu der wertvollsten aller Erkenntnisse zu gelangen: Alles ist eins. Wo wir die Mitte erfahren, überwinden wir Widersprüche und Gegensätze, Konflikte und Trennungen. In diesem Punkt kann liebevolle Verbundenheit entstehen. Dieses Partner-Mudra möchte dich und deinen Partner dabei unterstützen, genau diese Einheit mit Kopf, Körper und Herz zu kultivieren.

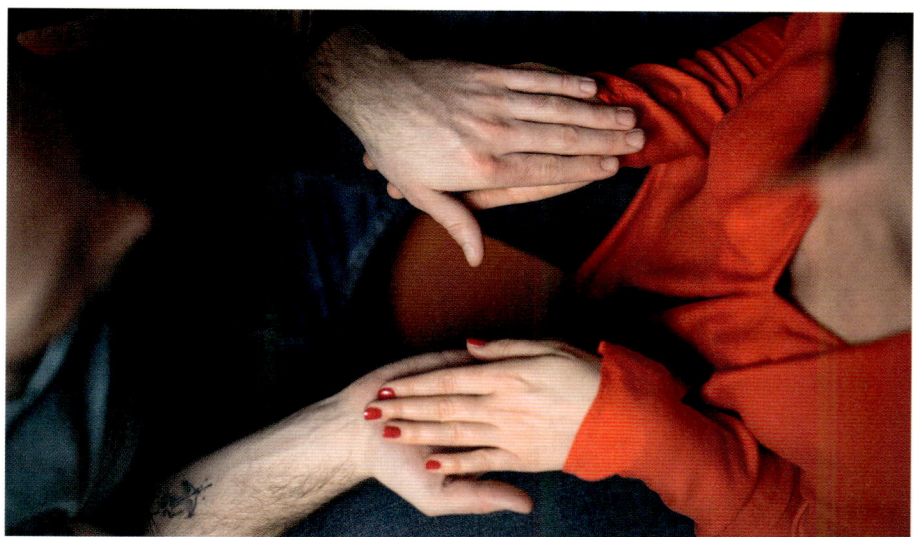

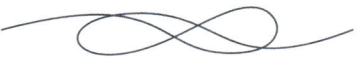

Stellt euch einander zugewandt in angenehmer Nähe auf. Die Beine sind leicht gebeugt für einen sanften Stand. Steht gerne barfuß, um den Boden unter euch wahrzunehmen. Wenn ihr möchtet, könnt ihr auch voreinander sitzen, die Wirbelsäule
entspannt aufgerichtet. Schließt für einen Moment die Augen und gebt euch Zeit,
damit jeder für sich wahrnehmen kann: Wie stehe ich? Wie fühlt sich mein Körper
an? Wie erlebe ich jetzt gerade meine Gedanken und Gefühle?

Wenn ihr gut verbunden seid mit euch selbst, hebt die Unterarme leicht an. Die
Schultern und Oberarme bleiben dabei entspannt. Lasst eure jeweils linke Hand
zu Boden schauen und eure rechte Handfläche zum Himmel. Auf diese Weise bringt
ihr jetzt eure Hände zusammen, sodass deine nach unten schauende linke Hand in
der nach oben schauenden rechten Hand deines Partners liegt und umgekehrt.

Die linke Hand steht für das Weibliche und die Erde, das Nährende und Unterstützende. Die rechte Hand symbolisiert das Männliche und den Himmel, das Leitende
und Erhebende. Nehmt die Hände des anderen wahr. Spürt die Wärme, die davon
ausgeht, vielleicht sogar eine leichte Bewegung, ein Vibrieren, Zittern, ein sanftes
Hoch-Tief mit der Atmung. Welche Empfindungen und Gedanken tauchen auf? Genießt das Gefühl, sowohl kraftvoll zu tragen als auch liebevoll gehalten zu werden.
Verleiht dieser Berührung zusätzliche Tiefe durch eine ruhige Atmung.

Lasst die Augen geschlossen und versucht intuitiv zu erspüren, wann der Moment
für euch beide gekommen ist, da ihr das Mudra auflösen möchtet.

187

DIE LIEBENDEN WIEDERERWECKEN

Sofern du schon vor diesem Buch von Tantra gehört hast, dann vermutlich im Zusammenhang mit Sex. Wie die Einleitung deutlich gemacht hat, greift dies zu kurz, da Tantra unser ganzes Leben umfasst und sehr viel mehr als nur sexuelle Praktiken und Rituale kennt. Aber: Es gibt sie, diese Übungen und Techniken, die die große Energie der sexuellen Lust nutzen. Nicht zum Selbstzweck zwar, sondern eigentlich, um etwas Umfassenderes zu erreichen, was aber der Schönheit von achtsamer, bewusster, wertschätzender und liebevoller körperlicher Begegnung mit mir selbst und anderen keinen Abbruch tut.

Unsere Sexualität und Kreativität teilen sich dasselbe Chakra, das auf Höhe der Gebärmutter liegt. Kann sich die Energie in diesem Bereich frei bewegen, sind wir offen für Lebensfreude, Leidenschaft, Hingabe, Mitgefühl und Genuss. Eine Blockade dieses Energiewirbels führt hingegen zu Antriebslosigkeit und Lustlosigkeit auf allen Ebenen des Lebens. Vermutlich kennst du das als Mama kleiner Kinder ebenfalls: Das letzte Mal mit dem Partner ist schon eine Weile her, aber der Tag war ausgefüllt mit Kind, hohen Wäschebergen, einem verbrannten Mittagessen, Kundenanrufen und, und, und. Für Sex fehlt dann abends jede Motivation.

Das mag jetzt zwar nicht besonders romantisch klingen, doch es kann gerade bei diesem alltäglichen Lust-Verlust hilfreich sein, sich dennoch zu Sex aufzuraffen – und die Energie, die davon ausgeht, als Katalysator zu nutzen in all jenen Bereichen, in denen wir sonst noch mit Unlust, Kraftlosigkeit und Eintönigkeit zu kämpfen haben. Hierin sind sich Liebende und Kriegerin nämlich einig: Leidenschaft ist ein wunderbarer Motor für so ziemlich alles.

In dieser Übung möchte ich dich und deinen Partner dazu einladen, auch auf körperlicher Ebene wieder näher zusammenzurücken, insbesondere in Momenten, in denen die mentale und emotionale Verbundenheit bröckelt. Nutzt euren Körper sinnlich und sinnstiftend, wenn die Worte fehlen oder nicht ausreichen, um zu beschreiben, wie es euch geht.

Erinnert ihr euch noch an euer allererstes Mal? Allein? Mit einem anderen Partner? Als Paar? Ohne diese Erfahrungen jetzt in Schubladen à la „na ja", „wow" und „es konnte eigentlich nur besser werden" einzuteilen: Erste Male sind immer ein intensives Erlebnis. Die Achtsamkeitsschule spricht hier gerne vom „Anfängergeist", der uns in all jenen Momenten wach, aufmerksam, achtsam, aufnahmebereit sein

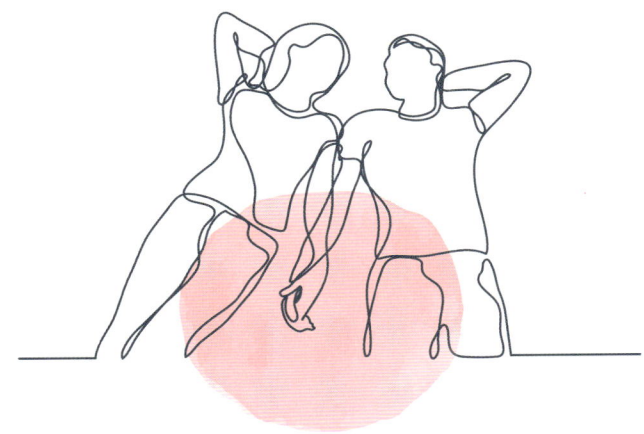

lässt, wenn wir etwas zum allerersten Mal machen. Babys und Kinder sind wahre Meister darin: Ihre Tage sind gefüllt mit ersten Malen. Das lässt sie kreativ, spielerisch, lustvoll an das Leben mit allen Abenteuern und Herausforderungen herangehen. Je älter wir werden, umso seltener treffen wir unseren Anfängergeist. Wir sind nicht selten gefangen in Routinen und Alltäglichkeiten. Für die Lust ein Gräuel – auch in einer Partnerschaft. Das Gute: Wir können den Anfängergeist schulen, indem wir unsere Erfahrungen weitestgehend ausblenden und uns auf eine Situation einlassen, als hätten wir diese noch nie zuvor erlebt.

Stellt euch für diese Übung vor, es wäre euer allererstes Mal. Vielleicht habt ihr den „echten" ersten gemeinsamen Sex in sehr guter Erinnerung. Dann kann es hilfreich sein, ein ähnliches Umfeld zu gestalten und / oder sich zur Einstimmung gedanklich mit dieser angenehmen Erfahrung zu verbinden. Stellt euch vor, ihr hättet euch noch nie zuvor nackt gesehen und euch noch nie zuvor berührt. Bestimmt seid ihr vorsichtig, aber auch neugierig: Wie sieht der andere aus? Wie riecht er? Wie schmeckt er? Wie bewegt er sich und wie fühlen sich seine Berührungen an? Wie klingt seine Stimme, sein Atem, wenn ihr euch ganz nahekommt? Blende auch aus, wovon du weißt, dass dein Partner es gerne hat, und stelle dir vor, du dürfest mit deinem Anfängergeist erst in diesem Moment herausfinden, was dem anderen Lust und Freude bereitet. Und auch wenn umgekehrt dein Partner weiß, was du gerne hast: Gib ihm jetzt gerne kleine Anweisungen, leite ihn dorthin, wo du ihn gerne haben möchtest, als wärst du ein offenes Buch und würdest den anderen auf jene Passagen hinweisen, die entscheidend sind. Tastet euch behutsam heran an die Rolle der Liebenden.

Sich an etwas Vergangenes mit ganzer Aufmerksamkeit zu erinnern, kann eine ebensolche Energie entwickeln, wie etwas Aktuelles im Hier und Jetzt bewusst wahrzunehmen. Für beides kennt die tantrische Tradition verschiedene Übungen; sie alle haben das Ziel, das Bewusstsein zu verfeinern und zu erhöhen. Wenn also euer Bewusstsein, euer Feingefühl und eure Achtsamkeit als Paar aktuell nicht das allerbeste ist, dann nutzt diese tantrische Übung des achtsamen Erinnerns und erweckt damit die Verbundenheit, die ihr euch wünscht, in der Gegenwart zu neuem Leben.

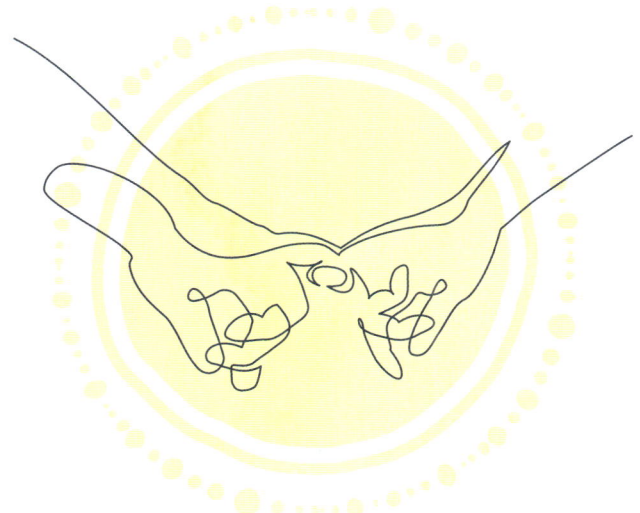

WEITERFÜHRENDE LITERATUR

- BÄUMER, Bettina: *Vijnana Bhairava. Das göttliche Bewusstsein*, Frankfurt am Main und Leipzig: Verlag der Weltreligionen 2018

- CHRISTIANSEN, Andrea: *Mudras: Yoga für die Hände*, München: Irisana Verlag 2014

- HACK, Kerstin: *Coaching Basics – Menschen begleiten und fördern*, Quadro Nr. 14, Berlin: Down to Earth, 2013 (3. Auflage)

- KEMPTON, Sally: *Awakening Shakti. The Transformative Power of the Goddesses of Yoga*, Boulder, CO: Sound True, Inc. 2013

- LEHRHAUPT, Linda: *Stress bewältigen mit Achtsamkeit. MBSR- und Achtsamkeitsübungen für jeden Tag*, München: Kösel-Verlag 2013

- OSHO: *Das Buch der Geheimnisse. 112 Meditations-Techniken zur Entdeckung der inneren Wahrheit*, München: Arkana 2009

- OSHO: *Freiheit: Der Mut, Du selbst zu sein*, Berlin: Ullstein Allegria Taschenbuch 2005

- OSHO: *Tantra – Die höchste Einsicht. Kommentare zum Tantra des tibetischen Buddhismus*, Köln: Innenwelt Verlag 2004

- SARASWATI, Swami Satyananda: *Yoga Nidra*, Köln: Ananda Verlag 2016 (4. Auflage)

- TEPPERWEIN, Kurt: *Die Praxis der geistigen Gesetze*, Books on Demand 2018

- WALLIS, Christopher D.: *Tantra Illuminated. The Philosophy, History and Practice of a timeless Tradition*, Boulder, CO: Mattamayura Press 2012

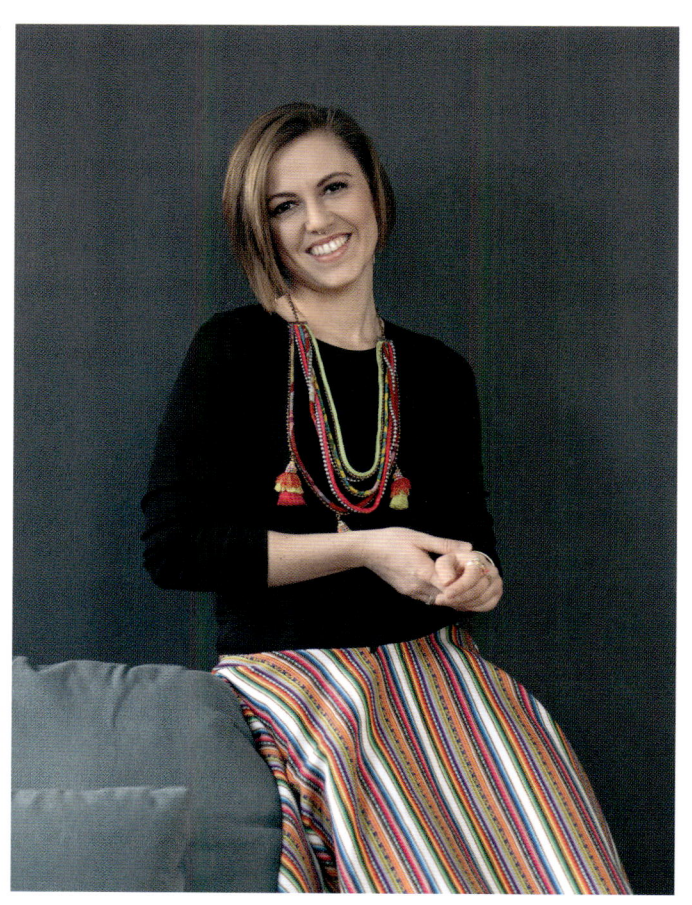

DIE AUTORIN

Stephanie Doms schrieb während ihres Germanistik- und Geschichte-Studiums in Wien als Redakteurin für die Tageszeitung „Kurier" und die Wochenzeitung „Falter", arbeitete anschließend als Lektorin und Produktentwicklerin bei einem Wiener Fachverlag und in Linz / Oberösterreich als Werbetexterin bei verschiedenen Agenturen. Für ihre literarischen Texte wurde sie mehrfach ausgezeichnet.

Heute ist sie freie Texterin, Yoga-Lehrerin und Mentaltrainerin in ihrer Heimat in Oberösterreich. Ihre Erfahrungen nutzt die Mama von zwei kleinen Kindern auch für das eigene innere Gleichgewicht. Aus diesem stetigen Lernprozess heraus hat Stephanie Doms Sunshine Yoga® entwickelt, einen vom klassischen Tantra inspirierten Yoga-Stil, der auch Kreativtechniken und Übungen aus dem Mentaltraining nutzt. Ziel von Sunshine Yoga® ist es, Menschen dabei zu unterstützen, die Sonnenseiten im Alltag zu entdecken und Freude ins Leben zu bringen.

Mehr erfährst du unter *www.sunshine-yoga.at* sowie *www.stephaniedoms.com*

Miranda Gray

Erweckung der weiblichen Energie

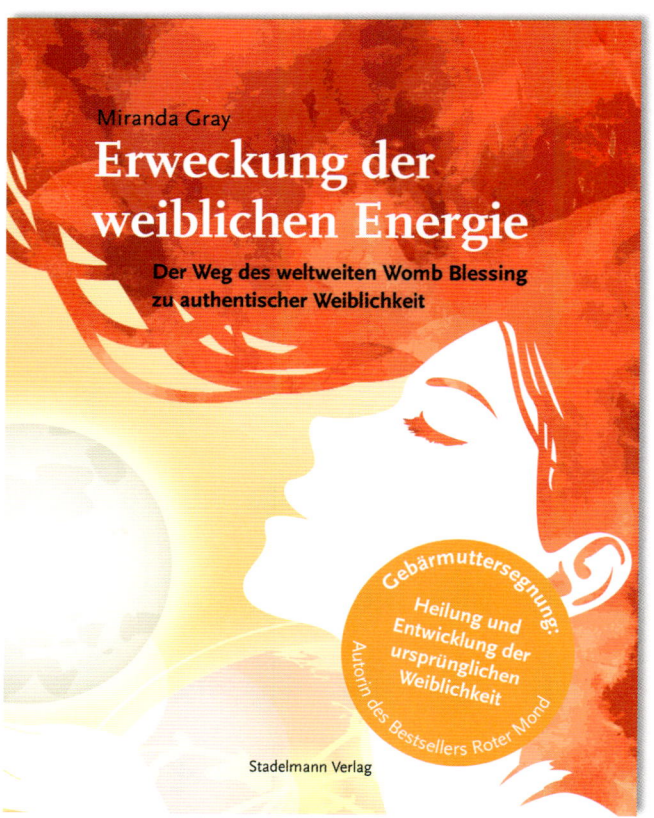

**Gebärmuttersegnungen helfen Frauen
Einschränkungen ihrer Weiblichkeit abzulegen**

ISBN 978-3-943793-71-0
208 Seiten, Broschur
€ 16,90 (D) / € 17,40 (A)

Miranda Gray

Roter Mond

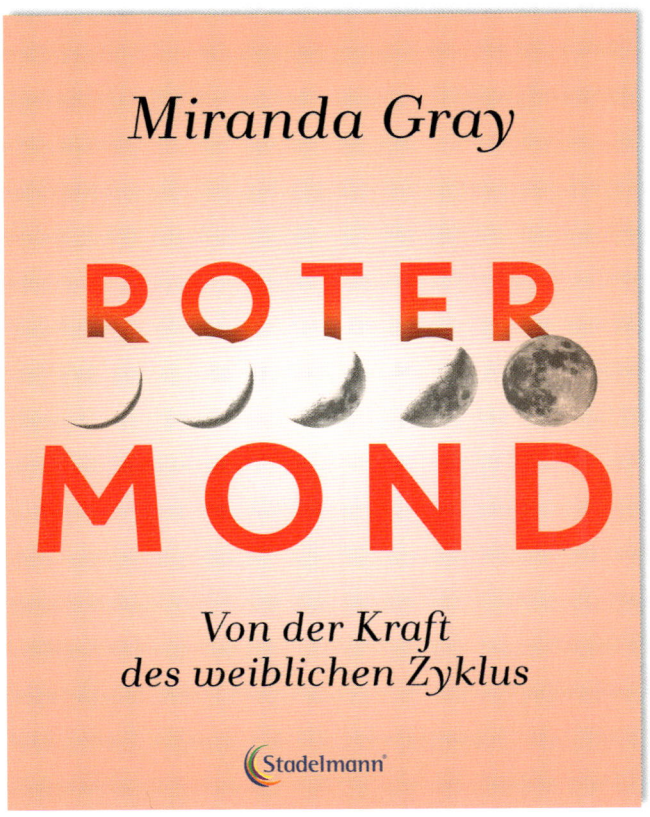

Erforschen Sie Ihre einzigartige zyklische Natur mit der internationalen Bestseller-Autorin Miranda Gray

ISBN 978-3-943793-48-2
232 Seiten, Klappenbroschur
€ 16,90 (D) / € 17,40 (A)

Nina Hanefeld

Lin und das Geheimnis des Zyklus

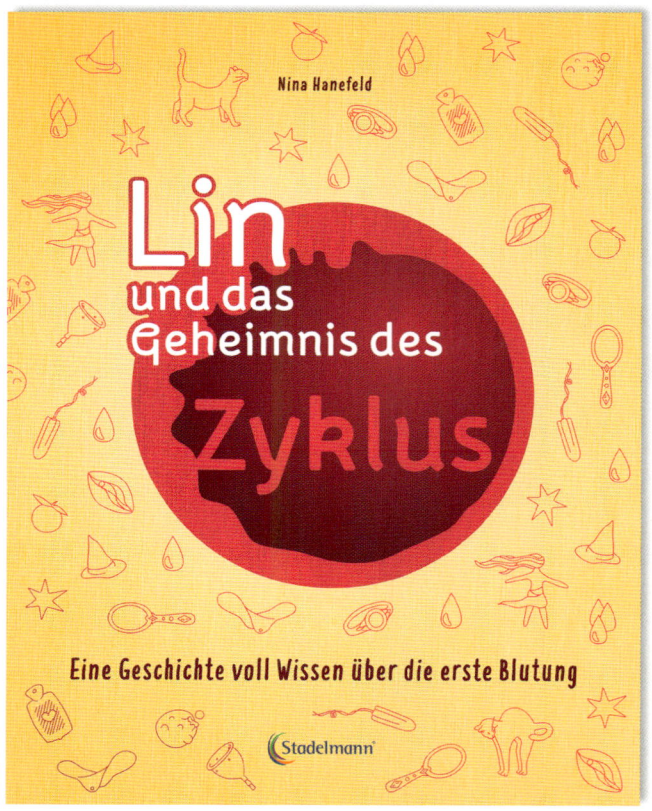

Fundiertes Wissen rund um Zyklus und Menstruation, eingebettet in eine zauberhafte Geschichte

ISBN 978-3-943793-89-5
84 Seiten, Flexband
€ 16,90 (D) / € 17,40 (A)

Dr. med. Peter Büttner

Sprechstunde Kinderarzt

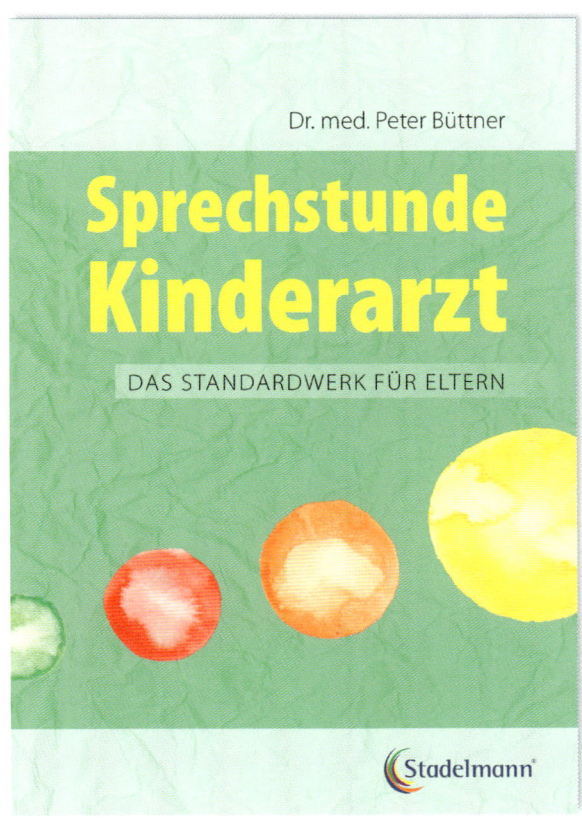

Gesundheit – Krankheiten erkennen und behandeln
Beziehung – Kinder verstehen und unterstützen

ISBN 978-3-943793-77-2
384 Seiten, Klappenbroschur
€ 29,80 (D) / € 30,60 (A)

www.stadelmann-verlag.de
Tel.: +49 (0)83 70 – 17 77

Sie erhalten alle Bücher in Ihrer Buchhandlung oder
versandkostenfrei bei www.stadelmann-natur.de

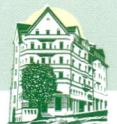
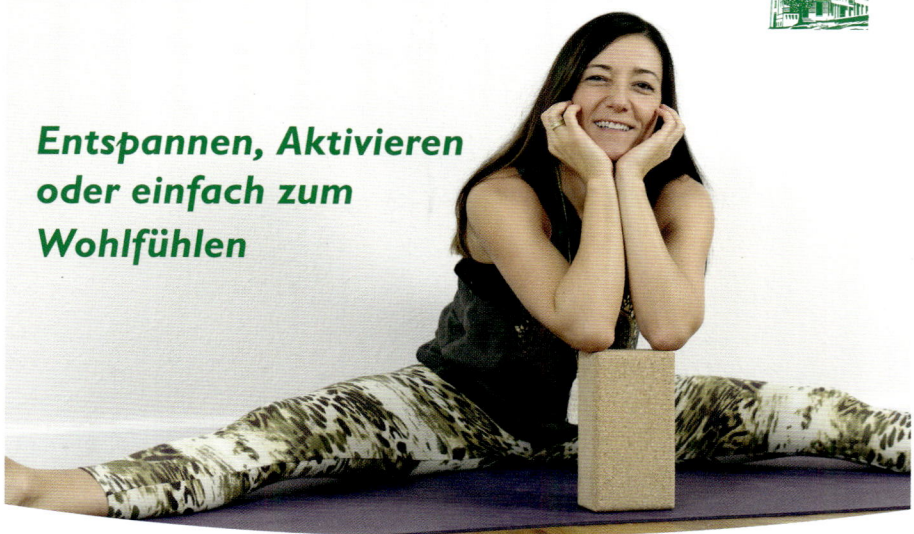
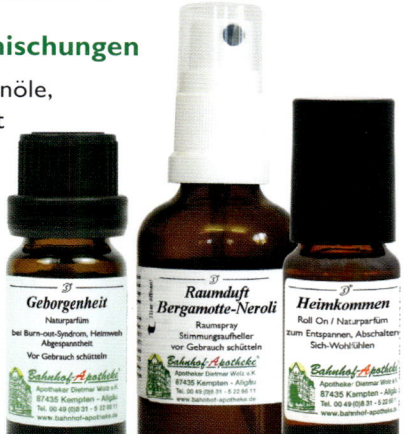